写真でみる
熱敏灸療法

熱くなったら止める熱くないお灸

田久和 義隆 著

たにぐち書店

はじめに

　熱敏灸療法とは、中国江西中医薬大学の陳日新教授チームにより研究されている、棒灸を使用した新しい治療法です。この熱敏灸療法（簡単に熱敏灸と呼びます）に関しては、『熱敏穴の棒灸療法』（たにぐち書店）、『新しい棒灸療法 実践 熱敏灸』（源草社）で、治療理論、研究データ、各種疾患に対する治療法などを紹介いたしましたが、このたび治療法に重点を絞り解説する機会をいただきました。

　本書では「健康で長生き」をコンセプトとし、中国伝統医学理論に基づき、理論編で熱敏灸とはどういうものか、実践編で病気別に熱敏灸の具体的な方法について解説しました。特に「気になる症状への熱敏灸（未病を治す）」の最後で紹介した「養生灸」は、ぜひヒマをみつけては実行していただきたい養生法です。そして知識編では、理論篇と実践編で使用した専門用語（特に難解なものには＊を付けてあります）について簡単な解説を加え、最後に「孫思邈の養生法」を附録としました。

　「体の上で草を燃やすなんて原始的！　やけどしないの？」と敬遠されてきた方々、この機会にぜひ熱くないお灸「熱敏灸」を試してみてください。きっと「お灸ってこんなに気持ちいいものなの？！」と思われることでしょう。

　本書が皆様方の健康のお役に立てますことを願っております。

平成二十七年乙未歳乙酉月

著者識す

お灸を業として行なう場合には
「きゅう師」の免許が必要です。
本書の内容に関して不明な点があれば、
必ず専門家の指示を受けてください。

目次

はじめに ………………………………………………………………… 3

理論編——熱くなったら止める熱くないお灸

1. 熱敏灸とは ………………………………………………………… 13
2. 熱敏化現象とは …………………………………………………… 14
3. 熱敏化現象が起こるツボ（熱敏穴）をみつける ……………… 16
4. 棒灸の方法 ………………………………………………………… 18
5. 棒灸のテクニック ………………………………………………… 20
6. 準備しましょう …………………………………………………… 22

重要です ……………………………………………………………… 25

7. 実際にやってみましょう ………………………………………… 26
8. 熱敏化現象が起こらない場合には激発法 ……………………… 29
9. お灸の止め時 ……………………………………………………… 30
10. 注意事項 …………………………………………………………… 31
11. 燃え残りの再利用 ………………………………………………… 32

実践編──病気別の熱敏灸療法

1. つらい症状への熱敏灸 38

 1.1 かぜ 38

 1.2 慢性気管支炎 40

 1.3 気管支喘息 42

 1.4 消化性潰瘍 44

 1.5 機能性ディスペプシア（FD） 46

 1.6 機能性便秘 48

 1.7 過敏性腸症候群（IBS） 50

 1.8 顔面神経麻痺 53

 1.9 三叉神経痛 56

 1.10 顔面痙攣 58

 1.11 片頭痛 60

 1.12 後頭神経痛 62

 1.13 帯状疱疹後神経痛 64

 1.14 脳卒中後遺症 66

 1.15 不眠症 68

 1.16 アレルギー性鼻炎、花粉症 70

 1.17 じんま疹 72

 1.18 頸椎症 74

 1.19 腰椎椎間板ヘルニア 76

 1.20 五十肩 78

 1.21 変形性膝関節症 80

1.22	筋筋膜性疼痛症候群	82
1.23	テニス肘	88

2. 女性特有の症状への熱敏灸 …… 90

2.1	生理痛	90
2.2	骨盤内炎症性疾患	92
2.3	卵巣機能低下症	94
2.4	乳腺症	96

3. 男性特有の症状への熱敏灸 …… 98

3.1	勃起不全	98
3.2	慢性前立腺炎	100

4. 気になる症状への熱敏灸（未病を治す）…… 102

4.1	脳疲労症候群	102
4.2	肩こり	104
4.3	糖尿病予備軍	105
4.4	動脈硬化、高血圧、心電図に異常がある人	106
4.5	脂質異常症	108
4.6	高血圧	110
4.7	激発法、養生灸（健康増進）	112

知識編──本書で使用した専門用語

1. ツボについて		117
1.1	『黄帝内経』霊枢によれば	117
1.2	骨度法とは	118

1.3	おまけ	120
1.4	背部のツボ	122
1.5	腹部のツボ	128
1.6	顔面のツボ	130
1.7	肘と膝のツボ	132
1.8	下腿のツボ	134

2. 経絡について ……………………………………………… 136

2.1 正経十二経（せいけい） ……………………………… 136

2.2 督脈・任脈（とくみゃく・にんみゃく） ……………… 137

2.3 各経絡の循行部位 ………………………………… 138

2.4 経筋（けいきん） ……………………………………… 140

3. 臓腑経絡学説 ……………………………………………… 141

4. 経脈や気は存在するのか？ …………………………… 142

5. 本書で使われている中医学用語 …………………… 143

［1］気・血・津液（水）（き・けつ・しんえき・すい） ………… 143

［2］痛み ……………………………………………………… 143

［3］陰陽 ……………………………………………………… 144

［4］五臓六腑 ……………………………………………… 144

［5］風邪、寒邪、湿邪、正気 ………………………… 144

［6］虚と実 ………………………………………………… 145

［7］瘀血（おけつ） ………………………………………… 145

［8］痰・飲・湿（たん・いん・しつ） ……………………… 145

［9］臓腑の気とその働き ……………………………… 145

［10］衛気・営気（えき・えいき） ………………………… 146

8

[11] 先天の気・後天の気・元気 ……………………… 146

[12] 神 ……………………………………………………… 147

[13] 腎と生殖機能 ……………………………………… 147

[14] 合穴 ………………………………………………… 148

[15] 募穴 ………………………………………………… 149

[16] 八会穴 ……………………………………………… 149

[17] 遠隔治療 …………………………………………… 149

6. 孫思邈の養生法 …………………………………………… 150

索引 ……………………………………………………………… 154

コラム

ツボ名の由来1 （至陽・中府） ………………………… 41

ツボ名の由来2 （風門・命門） ………………………… 43

ツボ名の由来3 （神闕・翳風・下関・頬車） ……… 55

帯状疱疹 ………………………………………………… 65

ツボ名の由来4 （陰交・天枢・委陽・帰来） 87

胃腸症状からくる肩凝りには ……………………… 104

ツボ名の由来5 （内関） ……………………………… 107

未病を治す ……………………………………………… 114

華佗夾脊穴 ……………………………………………… 127

脈診 ……………………………………………………… 140

理論編

──熱くなったら止める熱くないお灸

1. 熱敏灸とは

　お灸はよく鍼治療と一緒にして鍼灸と呼ばれます。どちらも中国を起源とする治療法で、日本では東洋医学として知られています。古来より鍼治療では、『黄帝内経＊・霊枢』九針十二原において「刺鍼で大切なのは得気であり、得気があれば効果がある」と述べられているように、いかに得気（日本では「ひびき」とも呼ばれ、刺鍼などにより患者に生じる感覚を指します）を生じさせ、その感覚をどのようにして病所に到達させるかが重要とされたため、古来より様々な手技・手法が考えられてきました。これをお灸に応用し、「お灸でも得気を生じさせて治療しよう」と研究された治療法が腧穴熱敏化艾灸療法（簡単に熱敏灸と呼びます）です。これまではお灸により得気が生じることは知られていたものの、どのようにすれば得気を再現でき、どうやって得気を病所へ到達させるかといった研究は行なわれていませんでした。発祥の地である中国においてすら、お灸による得気の重要性が語られることはなかったのです。

　では、どうすればお灸で得気を起こすことができるのでしょうか？それには棒灸を使用するのですが、棒灸によって得気（ひびき）が生じることを熱敏化現象と呼びます。まず熱敏化現象について説明いたします。

理論編──熱くなったら止める熱くないお灸

2. 熱敏化現象とは

棒灸により得気が生じることを熱敏化現象といいます。では熱敏化現象とは具体的にどのようなものでしょう？

熱敏化現象とは、お灸をされる側に生じる感覚が主体となるのですが、それには主に6つの現象があります。

①透熱感
お灸をしている部位の皮膚より深いところに熱感が起こります。

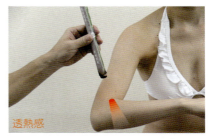

②拡熱感
お灸をしている部位から、その周囲へと熱感が広がります。

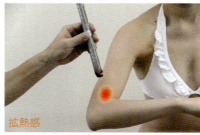

③伝熱感
熱感が経絡ルート沿いに伝わっていきます。

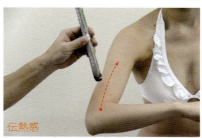

2. 熱敏化現象とは

④局部は熱くないが、遠部が熱い
　お灸をしている部位は熱くないけれど、お灸の部位より遠い所に熱感が生じます。

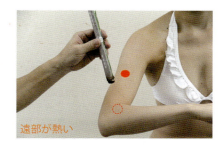
遠部が熱い

⑤表面は熱くないが、深部が熱い
　お灸をしている部位は熱くないけれど、その深部に熱感が生じます。

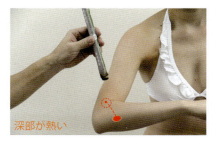
深部が熱い

⑥熱以外の感覚
　お灸をしている部位の深部や遠部に、熱感以外の感覚が生じます。「だるい」「腫れぼったい」「圧迫されているよう」「痛い」「しびれる」「冷たい」など様々です。

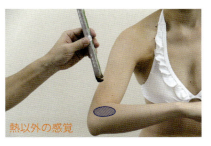
熱以外の感覚

理論編——熱くなったら止める熱くないお灸

3. 熱敏化現象が起こるツボ(熱敏穴)をみつける

熱敏化現象についてイメージがつかめたでしょうか？　ここでは、お灸
をするツボについて解説します。

　棒灸では艾の火を使うので、お灸をされる側に生じる感覚も熱感が主
となるのですが、病気の種類やツボによっては熱以外の感覚が生じるこ
ともあります。

ではどこにお灸をしたら熱敏化現象が起こるのでしょう？

　お灸をすると熱敏化現象が起こる部位を熱敏穴と呼びます。これは
「熱刺激に対して過敏な状態になっている穴」という意味から名付けら
れました。逆にいえば、過敏になっていないツボには、いくらお灸をし
ても熱敏化現象は起こりません。余談になりますが、鍼を刺すには鍼刺
激に対して過敏になっているツボに、指圧なら押圧刺激に対して過敏に
なっているツボに指圧をすれば良いわけです。

熱敏穴はどこにあるのでしょう？

　むやみやたらにお灸をしたからといって、すぐに熱敏化現象が起こる
というものではありません。どこに棒灸をすれば熱敏化現象が起こるの
かは、本来なら経穴を参考に調べていく必要があるのですが、我々には
その必要はありません。陳日新教授チームによる研究成果を参考にしま
しょう。教授たちの30年近い研究により、病気ごとに熱敏穴の好発部
位が発表されているので、これを利用しない手はありません。熱敏穴に

16

3. 熱敏化現象が起こるツボ(熱敏穴)をみつける

ついてもっとお知りになりたい方は、『熱敏穴の棒灸療法』(たにぐち書店)等で詳しく解説しておりますので、これらを参考にして下さい。

　本書を手にされた方のなかには、「自分にきっちりツボが取れるかしら？」と不安に思う方もいらっしゃるかと思いますが、その心配はありません。熱敏灸療法では、鍼治療のようにミリ単位で厳格にツボを取る必要はなく、本書で解説してある部位の「周囲一帯」と大まかに捉えるだけで大丈夫です。棒灸と鍼の太さの違いを考えれば、一目瞭然ですね。
　本書ではこれまでの研究成果に基づいて、病気別に熱敏化しやすいツボを紹介していますので、それを目安にしてお灸をしていきましょう。

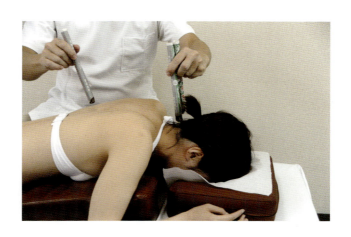

理論編——熱くなったら止める熱くないお灸

4. 棒灸の方法

お灸するツボの部位や種類により、次のような棒灸法があります。

①単点灸

1本の棒灸を使用するものです。
回旋灸、雀啄灸、循経往復灸、温和灸などのテクニックがあります。これらの手技については、次節で解説します。

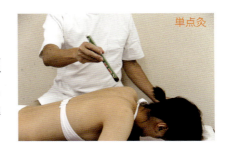

②2点灸

2本の棒灸を使用して、2つのツボにお灸します。

単手2点灸：片手で2本の棒灸を持ち、お灸します。

双手2点灸：両手で1本ずつ棒灸を持ち、お灸します。

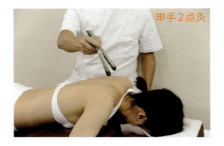

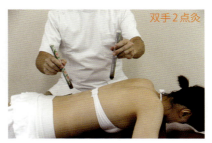

4. 棒灸の方法

③ 3点灸

　3本の棒灸を使用して、3つのツボにお灸します。

　T形灸または三角灸：督脈*と背部兪穴*、任脈*と腹部穴にお灸します。

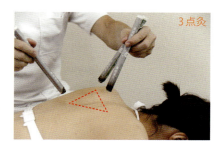

④ リレー灸

　お灸をするツボが患部から遠い場合、熱感を患部に到達させるために行ないます。

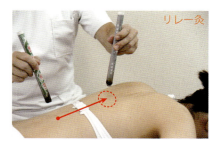

　例えば、腹部の病に対して、足三里*や三陰交*などのツボを使用する場合です。足三里にお灸をして、熱感がある場所まで到達している場合、その部位に新たに棒灸を行ない、リレーをするように熱感を腹部にまで到達させる方法です。

　1人では手が足りない場合には、スタンドを使用しても良いでしょう。

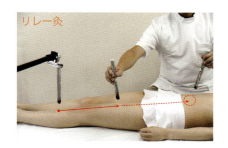

19

理論編──熱くなったら止める熱くないお灸

5. 棒灸のテクニック

ツボが決まったら、そのツボに得気（熱敏化現象）を起こすために次のような手技を行ないます。

主に1カ所のみに棒灸をする単点灸の場合に使用します。また一度生じた得気を継続、強化するためにも行ないます。

いずれの場合も、棒灸を皮膚から約3cm離すことが基本となります。

① 回旋法(かいせん)

ツボを中心として棒灸を回旋させながら施灸(せきゅう)します。ツボの中心に常に熱感を感じる程度の範囲内で、ゆっくり回旋させます。

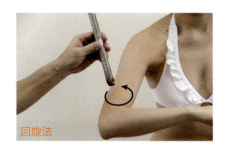
回旋法

② 雀啄法(じゃくたく)

読んで字のごとく、スズメが啄(ついば)むかのようにツボの上部で棒灸を上下させます。皮膚に近づいた時には皮膚に接触させないように、皮膚から遠ざかった時にも患者が熱感を感じる程度の範囲で、ゆっくり上下させます。

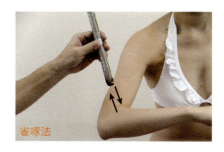
雀啄法

5. 棒灸のテクニック

③循経往復法
　経絡の循行ルート沿いに棒灸を往復させるように施灸します。

　督脈*、任脈*が主となります。督脈は身体後面の正中線上、任脈は身体前面の正中線上になります。

　経絡のおおまかな循行ルートについては、「知識編 2. 経絡について（P136）」で説明いたします。

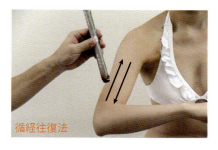
循経往復法

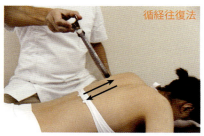
循経往復法

④温和灸法
　ツボの上部で固定させたまま施灸します。

　皮膚に温かさを感じる距離（約3cm）で行ないます。

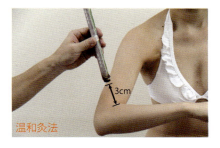
3cm
温和灸法

理論編——熱くなったら止める熱くないお灸

6. 準備しましょう

熱敏灸について理解できたところで、さっそく熱敏灸のための道具を準備しましょう。

[必要な道具]

①棒灸

熱敏灸では、中身が艾(もぐさ)だけの「純艾条」を使います。

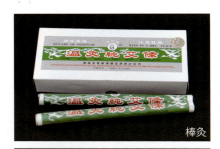
棒灸

実際に使用する際には、外周にある紙を外(はず)して使います。そのまま使うと灰が落ちて火傷する恐れがあるので注意しましょう。

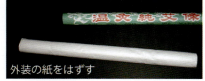
外装の紙をはずす

江西中医学院附属医院の特製棒灸。
艾に漢方薬(川芎・羌活(きょうかつ)・独活(どっかつ)・細辛(さいしん))が配合されているため、煙も臭いも、目への刺激も強烈です。

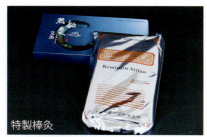
特製棒灸

特製棒灸：長さ12cm、直径2cm。
燃焼時間は約1時間。
市販棒灸：長さ20cm、直径1.8cm。
燃焼時間は約1時間10分。

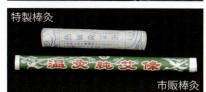
特製棒灸
市販棒灸

22

6. 準備しましょう

②ステンレストレイ

③ライター、書類挟み、アルミホイル
　棒灸を挟んで点火し、そのままお灸します。棒灸を根元まで効率よく使用できます。アルミホイルを巻いても大丈夫ですが、熱くなるので注意して下さい。

④火消しツボ
　棒灸を消火するのに使います。水をかけて消火すると次回着火しにくくなるので、火消しツボがあると便利です。アルミホイルを2～3重にしたものを被せても消火できますが、火傷に気をつけましょう。棒灸を横にして載せることのできるタイプ（写真右）のものも、色々な使い方ができ便利です。

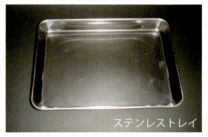
ステンレストレイ

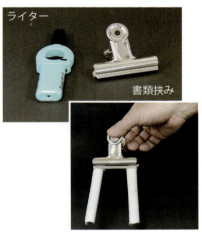
ライター
書類挟み

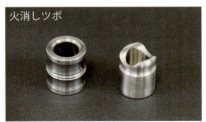
火消しツボ

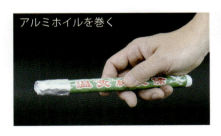
アルミホイルを巻く

23

理論編——熱くなったら止める熱くないお灸

⑤灰皿、水を入れたボウル

不測の事態に対処できるよう、水を入れておきます。

ステンレスボウルを使用する場合は、底が熱くなるので必ず水を入れて使います。

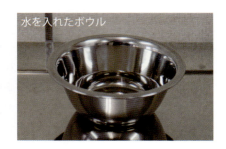
水を入れたボウル

⑥スタンド

リレー灸をする場合、また自分にお灸をする際に便利です。

灰を落として火事や火傷を起こさないよう注意しましょう。

スタンドへの書類バサミの取り付けには、ホームセンターで「コ」型アングルを購入すると、角度を調節することができ便利です。

⑦その他

熱敏灸療法では、お灸する部位の素肌を露出する必要があります。また棒灸時間が長くなる場合には、実践編を参考にしてお灸に不必要な部分を冷やさないような衣類、バスタオルなどを準備しましょう。

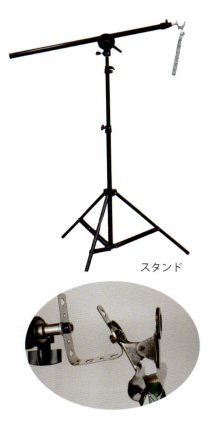
スタンド

6. 準備しましょう

　準備が整いましたね。実際にお灸する前に熱敏灸のポイントについてアドバイスです。

重要です

　最も大切なことは、患者に「温かい」と感じさせることであり、「熱い」と感じさせてはいけません。

火傷をした場合には

　すぐ流水で冷やします。冷却時間については様々ですが、最低5分間は必要です。水ぶくれを生じた場合には、破らないように注意して、破れた場合には医師による適切な処置を受けましょう。水ぶくれができず、皮膚が白くなったり、黒く焦げたようになっている場合には、必ず病院を受診しましょう。

25

理論編──熱くなったら止める熱くないお灸

7. 実際にやってみましょう

それでは実際に棒灸をやってみましょう。

① 「実践編」を参考にして、お灸するツボを決定します。

　特に気になる症状がない場合には、「8. 激発法」をしてみましょう。

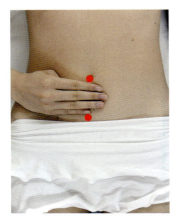

　ここでは関元＊を例に説明します。
関元：お臍の下3寸（四横指＊：指を4本並べた時の横幅分の長さ）にあります。

② 棒灸に点火します。

　棒灸によっては外周に紙が巻いてあるので、その場合は外装の紙を外してから点火します。

　（本書では外していません）

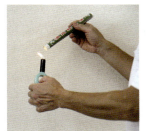

③ 点火できたら、棒灸をツボ（写真では関元）の上約3cmに移動させます。

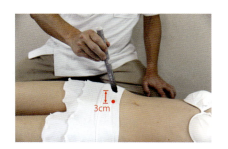

26

7. 実際にやってみましょう

④火力を増したい場合には、1カ所に棒灸2本を使用します。その場合には、患者に「熱い」と感じさせないように、3cmよりもう少し離します。

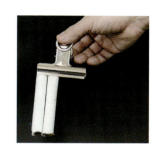

棒灸を2つにするには、爪でぐるっと1周切れ目を入れれば、簡単に折れます。

書類バサミで2本にした棒灸を挟むと便利です。

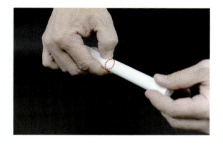

⑤皮膚に棒灸を接触させてはいけません。

⑥回旋法をしてみましょう
　　　　　　　　　…2分間。

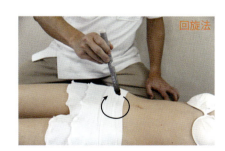
回旋法

⑦雀啄法をしてみましょう
　　　　　　　　　…1分間。

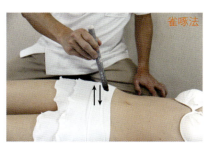
雀啄法

理論編——熱くなったら止める熱くないお灸

⑧循経往復法をしてみましょう
　　　　　　　　　　　…1分間。

　任脈(体の正中線上)に沿って上下させます。

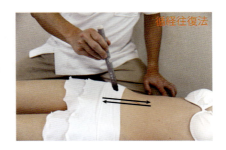
循経往復法

⑨温和灸法をしてみましょう
　　　　　　　　　　　…2分間。

　皮膚から約3cm離して固定したままでお灸を続けます。

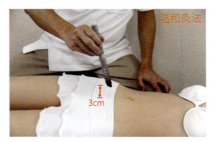
温和灸法
3cm

※これで熱敏化現象が起これば、そのツボは熱敏化していると考えることができます。実際の施灸では、そのまま温和灸法を継続して行ないます。

　近年の研究によれば、皮膚温が40℃前後になると熱敏化現象が起こりやすくなることが報告されており、⑥〜⑨の施灸は熱敏化現象を生じさせるためのウォーミングアップであるといえます。

　施灸が長時間になる場合もありますので、リラックスして安定できる体位(臥位など)をとるよう心がけましょう。

8. 熱敏化現象が起こらない場合には激発法

熱敏化現象は起こりましたか？

体が極端に冷えていたり、体力が衰えていたりすると、熱敏化現象が起こらない場合があります。これはお灸による治療とは、その人がもつ生命エネルギーを活性化させるものであり、もともと生命エネルギーが弱っている人（中医学では陽虚といいます）には熱敏化現象を起こす力がないと考えられるからです。

そのような場合には、激発法を行ないましょう。

激発法

関元*、至陽*、腎兪*、足三里*など、補陽（陽気*を補う）作用があるツボに15〜20分、温和灸法を行ないます。

激発法には生体エネルギーを高める作用があり、「養生灸」といった性質があるので、特に気になる症状がない人でも日常的に行なうことで、健康増進といった効果が見込めます。「実践編 4.7 激発法、養生法（健康増進）」（P112）で詳しく紹介いたします。

激発法が終わったら、再び選択したツボに棒灸をしましょう。

一度熱敏化現象が起これば、次回からは熱敏化現象が起こりやすくなります。

理論編——熱くなったら止める熱くないお灸

9. お灸の止め時

みごと熱敏化現象が起こったと思います。しかしいつまでお灸を続けていたらよいのでしょうか？

　結論からいえば、患部に必要かつ十分なドーゼを与えることができたならば、お灸を終了すればよいのです。ドーゼとは刺激量のことですが、どうやって判断するのでしょう？

　これまで棒灸療法のドーゼに関しては、「15 ～ 20分間」とか「施灸部位の皮膚が赤くなる程度」といわれてきました。それに対し熱敏灸療法では、「熱敏化現象が起こらなくなり、お灸をしている部位に熱感を生じるまで」と決められています。これは棒灸の熱に対して過敏な反応を生じていたツボが、棒灸の熱によって過敏でなくなったことによるものと考えられています。

　つまり「熱敏化現象がなくなる」という事は、熱を必要としていた体からの「熱を十分にもらったよ」というサインであり、お灸している場所が熱くなるのは、「これ以上お灸すると刺激過多になるよ」と体が教えてくれているのです。

　一般に熱敏化現象が起こるツボに棒灸を行なう場合、最初はその局部には熱さを感じないケースが多くみられます。また施灸時間については、一人平均約40分という報告がなされています。

　これで、「患者に熱いと感じさせないようにお灸する」ことの大切さをご理解いただけたと思います。

　また施灸効果を高めるためにも、熱敏灸終了後2時間はお風呂やシャワーは控えるようにして下さい。

10. 注意事項

熱敏灸を行なう際には、次のことに注意してください。

　繰り返しになりますが、患者に「熱い」と感じさせないようにお灸することが大切であり、お灸をしている「温かい」場所が、「熱い」と感じるまで続けるのが熱敏灸療法のポイントです。しかしなかには、「お灸とは熱さを我慢することだ」「この程度は熱いうちにははいらない」などと言ってやせ我慢をする方がいらっしゃいます。しかしこれは、火傷を起こさないため、また灸あたりなどの副作用を防止する上でも大切なことですから、くれぐれも注意して下さい。

　そのためにはお灸をする前に、熱敏灸の全プロセスを説明し、生じている熱感（それ以外の感覚も含みます）を常に尋ねながらお灸をしていく必要があります。

熱敏灸をしてはいけない場合

　熱敏灸はどんな病気に対しても行なってよいのですが、次のような場合には禁止されています。

　乳幼児、意識障害、感覚障害、がん末期、糖尿病、結核、脳卒中の急性期、大量の吐血（喀血）、皮膚潰瘍、妊婦の腹部および腰仙部。

　また過度の空腹、満腹、疲労、泥酔などの状態でのお灸は不適切です。

※お灸中は棒灸の火や灰が患者に接触しないよう、またお灸が終わったら徹底した消火を心がけ、火事を起こさないよう安全に注意しましょう。部屋の換気にも留意し、臭いが気になる場合は消臭剤などを使うのも良いでしょう。

理論編――熱くなったら止める熱くないお灸

11. 燃え残りの再利用

いくら書類挟みを使ったからといっても、棒灸を完全に燃やしきることは不可能です。エコブームのこのご時世、有効活用する術を考えてみましょう。

　棒灸に水をかけて消火すると、次回点火しにくくなるので注意しましょう。

①箱灸を使う
　最も手っ取り早いエコな方法です。最近では箱の中が網で仕切ってあり、艾（もぐさ）の位置を固定できるものもあって便利です。また自分で作るのも安上がりです。

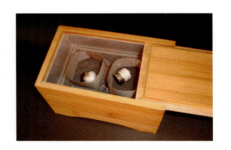

②棒灸を自作する
　自分の好みの太さの棒灸を作ることができます。
(1) 材料：棒灸の燃え残り、トレイ、マジック、和紙、のり、カッター、鉛筆、（定規）。

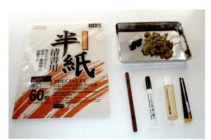

(2) 余った棒灸をほぐす。
　ヨモギの茎や種が混じっていることがあるので、除いておきます。

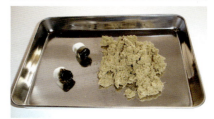

32

11. 燃え残りの再利用

（3）和紙を適切なサイズに切る。糊しろは約5mmです。

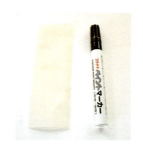

（4）マジックなど円柱状のものに和紙を巻いて糊付けする。

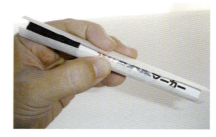

（5）一端を捻る。

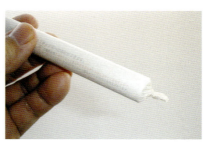

（6）マジックを抜き去り、和紙を巻いて作った筒にほぐした艾を詰める。

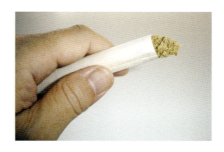

理論編——熱くなったら止める熱くないお灸

(7) 隙間ができないよう、均等になるように鉛筆などでしっかり押さえつける。施灸中にポロリと落ちることのないよう注意して下さい。

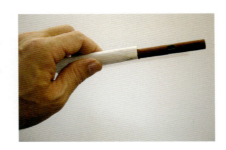

(8) もう一端を捻って出来上がり。

　糊のケースでも作ってみました（写真左）。中央は特製棒灸。

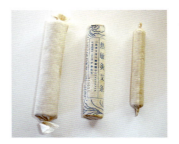

　棒灸の燃えかすに「トキメキ」を感じた人も、感じない人も、一度やってみてはいかがでしょうか？

実 践 編

——病気別の熱敏灸療法

写真のみかた

☆**各棘突起間の番号：**頸椎棘突起間は緑、胸椎棘突起間は青、腰椎棘突起間は黄に色分けをして番号を振ってあります。

☆**使用するツボ：**写真上では、●で塗りつぶしています。

☆**ツボの名称：**原則としてツボの右側に記載してあります。ツボの高さが同じで、しかも中心からの距離が異なる場合には、督脈・任脈を基準として、基準から外側に向かって順番に名前を付けています。また全身の位置関係が理解できるよう、「知識篇」においても解説しています。

☆**ツボを見つけるうえで目印になる骨：**紫で記載しています。

本編では病気ごとに熱敏穴が出現しやすいツボを、それぞれ４～５つ紹介します。

お灸をする前にもう一度おさらいをしておきましょう。

※棒灸１本の場合には、皮膚から約３cm離します。

※１カ所に棒灸を２本使用する場合は、もう少し離します。

※皮膚に棒灸を接触させてはいけません。

それぞれのツボに対して、次の順序で棒灸を行ないます。

１．回旋灸：２分間。局部の気血を温める効果があります。

２．雀啄灸：１分間。ツボの熱敏化を強化する効果があります。

３．往復灸：１分間。経絡の気を刺激する効果があります。部位によっては省略します。

４．温和灸：２分間。感覚の伝導を生じさせる効果があります。

　　　計６分間の棒灸で熱敏化現象（透熱感、拡熱感、伝熱感、局部は熱くないが遠部が熱い、表面は熱くないが深部が熱い、熱以外の感覚）が起こった場合、そのツボは熱敏化していると判断できます。

５．紹介してある全てのツボで熱敏化現象が起こるとは限りません。

　　　熱敏穴の優先順位は①熱以外の感覚、②指向性のある熱感、③強力な熱感の順とします。

　　　時間に余裕がない場合には、１カ所でも熱敏穴が確認できれば、まずそこを重点的に熱敏化現象がなくなるまで温和灸を行ないます。

６．患者には「温かい」と感じさせることが大切で、「熱い」と感じさせてはいけません。

７．熱敏化現象がなくなり、お灸している部位に「熱さ」を感じたらそこで終了します。

８．熱敏化現象がまったく起こらない場合は、激発法を行なった後にもう一度トライしましょう。

実践編――病気別の熱敏灸療法

1. つらい症状への熱敏灸

1.1　かぜ

鼻水、鼻づまり、くしゃみ、咳、頭痛、悪寒・発熱、だるさなど、様々な症状が起こります。

　中医学では、風邪*が体表を侵襲したことが原因で起こると考えます。四季の特徴である暑邪・湿邪*・燥邪と風邪が結び付いて起こることもあります。

　1日1～2回、症状がなくなるまで行ないます。

⃞1 **風池**：2点灸。カゼの諸症状に使います。風邪*・寒邪*を散じます。乳様突起下端と瘂門穴との中間で、後髪際陥凹部に取ります。

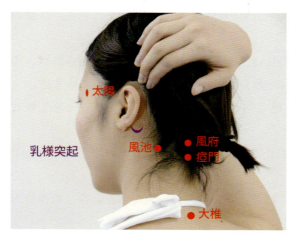
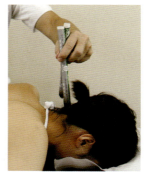

風池への2点灸

1. つらい症状への熱敏灸 ― 1.1 カゼ

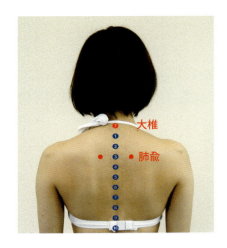

2 **肺兪・大椎**：三角灸。うなじの強ばりが目標になります。咳、くしゃみ、喉の痛み、悪寒・発熱など、カゼの諸症状に使います。

大椎：第7頸椎棘突起下の陥凹部です。

肺兪：第3胸椎棘突起下から外側1.5寸です。

3 **太陽**：単点灸。鼻水、くしゃみ、頭痛に使います。

奇穴*です。目尻と眉毛外端との中点から外側1寸にあります。

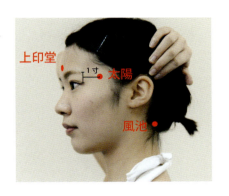

4 **上印堂**：単点灸。鼻水、鼻づまり、くしゃみ、頭痛に使います。

奇穴*です。印堂（眉間中央の陥凹部）の上部にとります。

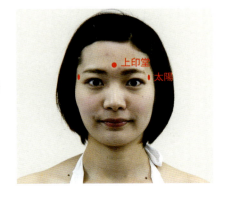

39

実践編──病気別の熱敏灸療法

1.2 慢性気管支炎

気管、気管支の粘膜および周囲組織に慢性の炎症を起こしている病気です。長期間にわたり咳が続き、また痰や喘息を伴うもので、毎年3ヵ月以上発作が起こるものをいいます。

　中医学では、外邪が肺を襲撃したことが主原因であると考えます。呼吸器の病気は、肺・脾・腎と深い関連性があります。

　以下のツボから1～2穴を選択し、毎日1回、10回を1クールとします。

　各クール間は2～5日あけ、2～3クール行ないます。

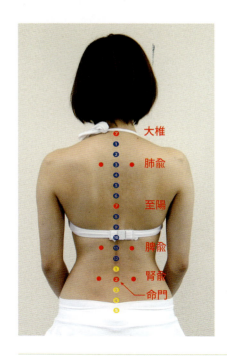

1 **大椎・至陽・命門**：すべて督脈（背骨を流れています）上のツボです。背骨の上を頸から腰まで、往復灸やリレー灸をすることで、人体の陽気（エネルギー）の通りをよくして、すべての経絡の流れを改善します。

　大椎：第7頸椎棘突起下です。
　至陽：第7胸椎棘突起下です。
　命門：第2腰椎棘突起下です。

2 **肺兪**：2点灸。肺の病気を治療できます。

　第3胸椎棘突起下の外側1.5寸です。

1. つらい症状への熱敏灸 — 1.2 慢性気管支炎

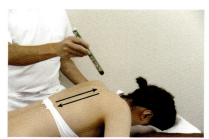

大椎・至陽・命門への往復灸

③ 脾兪：2点灸。後天の気*を補います。脾は痰*の生成と関連があります。

第11胸椎棘突起下の外側1.5寸です。

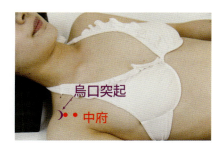

④ 中府：2点灸。肺経の募穴*です。肺気の流れをよくします。

烏口突起の下1寸です。

⑤ 腎兪：2点灸。先天の気*を補います。腎は呼吸のうち、吸気に関連があります。予防的に使用すれば、体質改善が期待できます。

第2腰椎棘突起下の外側1.5寸です。

> **ツボ名の由来 1**
>
> **至陽**：人体では背中を陽とするので、背部の横隔膜（およそ第7胸椎に相当）より下は陽中の陰、横隔膜以上は陽中の陽となります。「至」とは極まることです。つまり背部において督脈の気が上行する際に、陽中の陰の気が極まって陽中の陽の気となる、すなわち陽の気がここで交わることから、寒と熱の症状がみられる場合には、このツボを使用します。
>
> **中府**：中とは中気（中焦脾胃の気）、府とは古代中国において書物や財宝を保管した場所を指します。

1.3 気管支喘息

アレルギー性疾患です。夜間や朝に発作を生じやすく、症状もひどくなりがちです。

中医学では、呼吸器系の病気は肺・脾・腎と関連が深いと考えます。喘息発作が起きていない時に、肺兪・脾兪・腎兪への棒灸を行なって、体質を改善するのも効果的です。

以下のツボから1～2穴を選択し、1日1回、10回を1クールとします。各クール間は2～5日あけ、計2～3クール行ないます。

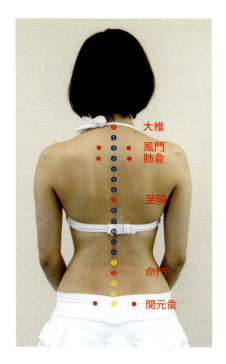

① 大椎・至陽・命門：往復灸またはリレー灸。督脈上のツボを使うことにより、人体の陽気（エネルギー）の通りをよくして、すべての経絡の流れを改善します。

　大椎：第7頸椎棘突起下です。
　至陽：第7胸椎棘突起下です。
　命門：第2腰椎棘突起下です。

② 風門または肺兪：2点灸。肺兪は肺の病を治療できます。風門は呼吸器系の病気に常用されます。

　風門：第2胸椎棘突起下の外側1.5寸です。
　肺兪：第3胸椎棘突起下の外側

1. つらい症状への熱敏灸 — 1.3 気管支喘息

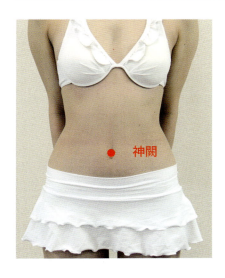

1.5寸です。

　風門（左右）と至陽で三角灸をするのも良いです。

3 関元兪・命門：三角灸。体を温め、体のエネルギー源を補います。

関元兪：第5腰椎棘突起下の外側1.5寸です。

命門：第2腰椎棘突起下です。

4 神闕：単点灸。お臍です。体を温めます。アレルギー治療に常用されます。

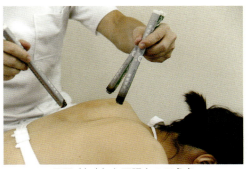

風門（左右）と至陽との三角灸

ツボ名の由来 2

風門：風邪はここから人体へ侵入するし、また人体へ侵入した風邪を治療できることから、「風邪の門」という意味で名付けられました。

命門：腎は生命の源であり、命門は左右の腎の間に位置し、腎気が出入りする門に相当することから名付けられました。

1.4　消化性潰瘍

胃、十二指腸を含む消化管内壁の潰瘍をいいます。慢性で周期性のある上腹部の疼痛を主症状とし、ゲップ、呑酸、悪心嘔吐などを伴います。

中医学では、病は胃にあり、さらに脾・肝と関連性があると考えます。

以下のツボから1～2穴を選択し、毎日1回、10回を1クールとします。各クール間は2～5日あけ、計2～3クール行ないます。

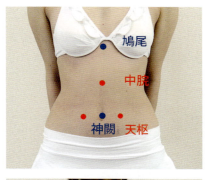

1 **中脘**：単点灸。脾・胃の働きを改善し、消化をよくします。

神闕（臍）の上4寸で、鳩尾（みぞおち）と臍の中間にあります。

2 **天枢**：単点灸。大腸経の募穴*であり、胃腸の働きを改善します。

臍の外側2寸です。

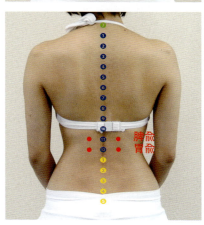

3 **脾兪**または**胃兪**：2点灸。消化機能を改善します。

脾兪：第11胸椎棘突起下の外側1.5寸です。

胃兪：第12胸椎棘突起下の外側1.5寸です。

1. つらい症状への熱敏灸 — 1.4 消化性潰瘍

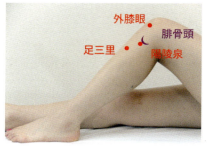

4 陽陵泉または足三里：2点灸またはリレー灸。熱感を腹部に伝えます。

　足三里：胃の下合穴*です。膝を立てて外膝眼の下3寸に取ります。

　陽陵泉：膝を立てて腓骨頭の下に取ります。

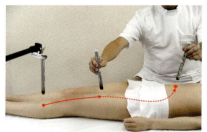

足三里から腹部へのリレー灸

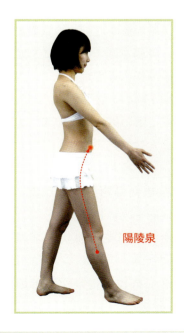

［研究報告］

　陽陵泉と足三里は昔からよく知られているツボです。この2穴は胃酸分泌に関連があり、陽陵泉は胃酸分泌を抑える効果が強く、足三里は胃酸分泌を促進する効果が強いといわれています。熱敏灸には双方向性の効果があり、胃酸分泌過多の場合にはそれを抑制するように、分泌不足の場合には分泌を促進するよう働くことがレポートされています。

1.5　機能性ディスペプシア（FD）

上腹部の痛み、不快感、空腹感、膨満感、吐き気などの症状を総称したもので、胃や腸には器質的な問題がないものをいいます。

　中医学では、病は胃にあり、さらに肝・脾に波及したものと考えます。消化機能については、「脾は昇を主り、胃は降を主り、肝は疏泄*を主り、三焦*は気機*を通暢する」といわれており、これらの働きが主となります。

　以下のツボから1〜2穴を選択し、毎日1回、10回を1クールとします。各クール間は2〜5日あけ、計2〜3クール行ないます。

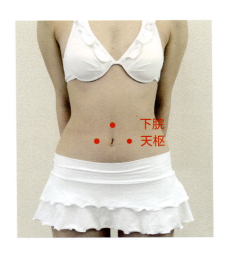

①下脘・天枢：三角灸。天枢は胃腸疾患を治療する上での重要なツボです。胃腸を調え、瘀血*を変化させて痛みを止めます。

　下脘：臍の上2寸です。

　天枢：臍の外側2寸です。大腸経の募穴*です。

②脾兪または胃兪：2点灸。脾・胃の機能を改善します。

　脾兪：第11胸椎棘突起下の外側1.5寸です。

　胃兪：第12胸椎棘突起下の外側1.5寸です。

1. つらい症状への熱敏灸 — 1.5 機能性ディスペプシア

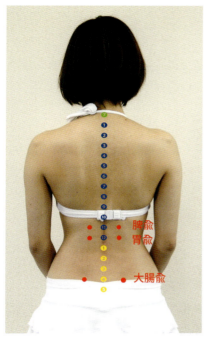

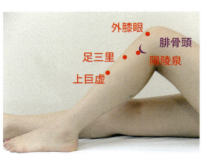

③ 大腸兪（だいちょうゆ）：２点灸。便通に異常がある場合に使います。

　第４腰椎棘突起下の外側1.5寸です。

④ 上巨虚（じょうこきょ）：２点灸・リレー灸。熱感を腹部へ到達させます。

　上巨虚は胃経上にある大腸の下合穴（しもごうけつ）＊です。脾・胃・大腸の機能を改善します。膝を立て、足三里の下３寸に取ります。

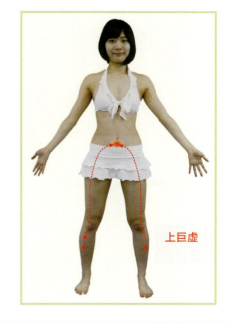

47

実践編──病気別の熱敏灸療法

1.6　機能性便秘

腸の運動力不足のために、便通が3日以上に1回となる場合、また便意はあるけれど排便に時間がかかるものをいいます。

　中医学では、肺・脾・腎と関連性が深く、大腸の熱、または気の滞り、痰＊、気血の虧損などにより、大腸機能に影響して便秘を生じると考えます。

　以下のツボから1〜2穴を選択し、毎日1回、10回を1クールとします。各クール間は2〜5日あけ、計2〜3クール行ないます。

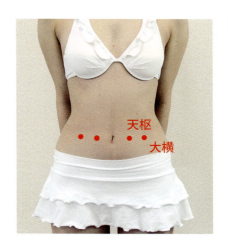

[1] **大横**または**天枢**：2点灸。

大横：胃腸の流れを改善します。臍の外側3.5寸です。

天枢：大腸の募穴＊で、胃腸の働きを調え、気の流れをよくして痛みを止めます。臍の外側2寸です。

1. つらい症状への熱敏灸 — 1.6 機能性便秘

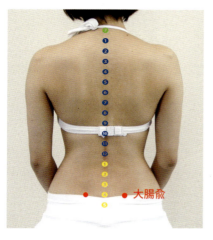

②大腸兪（だいちょうゆ）：2点灸。六腑＊の気を通じさせ、胃腸を調えます。

　第4腰椎棘突起下の外側1.5寸です。

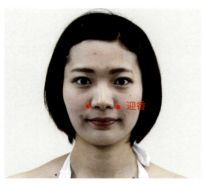

③迎香（げいこう）：2点灸。手陽明大腸経の終点となるツボで、経脈はさらに足陽明胃経へと続いていきます。

　鼻孔の外側0.5寸です。

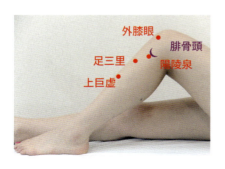

④上巨虚（じょうこきょ）：単点灸またはリレー灸。熱感を腹部へ伝えます。胃経上にある大腸の下合穴（しもごうけつ）＊です。胃腸の機能を調え、腸の流れを改善します。

　足三里の下3寸です。

49

1.7 過敏性腸症候群（IBS）

腹痛、腹部の膨満感、便秘や下痢を主症状とします。消化管運動の異常や内臓のアレルギー性がみられます。

　中医学では、季節の邪の感受、食事の不節制、感情の激動、体質要因などにより、気の機能異常を生じたもので、肝・脾・胆・大腸・小腸と関連すると考えます。

　以下のツボから1～2穴を選択し、毎日1回、10回を1クールとします。各クール間は2～5日あけ、計2～3クール行ないます。

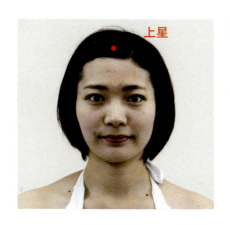

1 **上星**（じょうせい）：単点灸。精神的な問題がある場合に使います。

　前正中線上で前髪際の上1寸です。

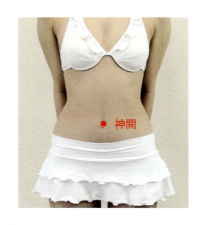

2 **神闕**（しんけつ）：単点灸。体のエネルギーを増やします。アレルギー性の病気には欠かせません。

1. つらい症状への熱敏灸 — 1.7 過敏性腸症候群（IBS）

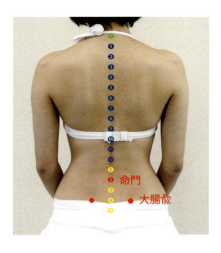

③ **大腸兪・命門**：三角灸。便秘や下痢などの治療に使います。

　大腸兪：第4腰椎棘突起下の外側1.5寸です。

　命門：第2腰椎棘突起下です。

④ **天枢・関元**：三角灸。

　天枢：大腸の募穴*で、大腸を治療できます。臍の外方2寸です。

　関元：陽気（生命エネルギー）を補充します。臍下3寸です。

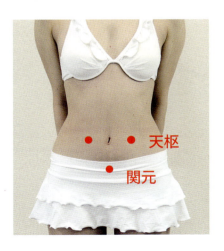

51

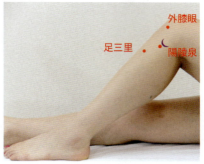

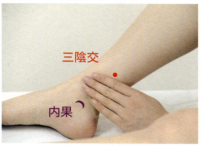

5 足三里または三陰交：2点灸またはリレー灸。熱感を腹部へ到達させます。

足三里：胃・腸の働きを調えます。外膝眼（膝蓋骨外側の下の凹み）の下3寸です。

三陰交：五臓＊の働きを調えます。内果の上3寸で、脛骨の際に取ります。

『鍼灸問対』によれば、足の太陰脾経、足の少陰腎経、足の厥陰肝経の3つの経脈が交わるとされることから三陰交と呼ばれます。特に生殖器官系の治療に効果を発揮します。

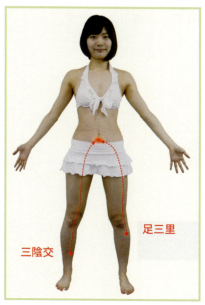

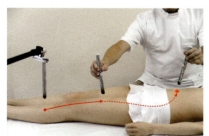

足三里から腹部へのリレー灸

1.8 顔面神経麻痺

顔面神経に非特異性炎症を起こし、顔面神経の機能障害を生じたものです。主症状として、口角が歪んだり、目を閉じられなくなったりします。

　中医学では、過度の疲労などにより人体の正気が不足している時に、風寒や風熱の邪が侵入したため、気血の流れが阻まれて、筋肉が機能しなくなったと考えます。

　以下のツボから2～3穴を選択し、毎日1回、10回を1クールとします。各クール間は2～5日あけ、計2～3クール行ないます。

1 翳風（えいふう）：単点灸。顔面神経の通過ルート上にあります。
　耳垂の後方で、乳様突起と下顎骨の間の陥凹部に取ります。

2 下関（げかん）・頬車（きょうしゃ）・太陽（たいよう）：単点灸。顔面神経の通過ルート上にあります。
　下関：頬骨弓中央の下際に取ります。
　頬車：耳垂下端と下顎骨の間の陥凹部に取ります。
　太陽：眉毛の外端と外眼角との中央から外側1寸の陥凹部に取ります。

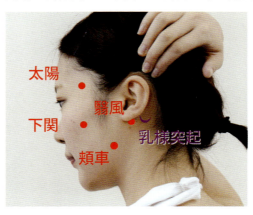

実践編——病気別の熱敏灸療法

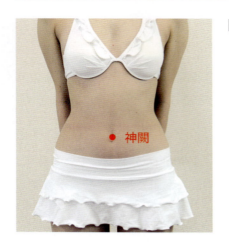

③ **神闕**：単点灸。お臍です。体のエネルギーを補います。

④ **手三里・足三里**：単点灸またはリレー灸。熱感を顔面部に到達させます。後天の気＊を養い、気血を補います。

手三里：曲池の下2寸にあります。これは肘を曲げて肘の先端から測ると3寸の部位です。

足三里：外膝眼の下3寸です。

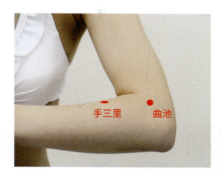

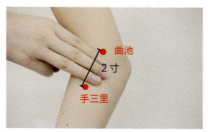

足三里の取穴

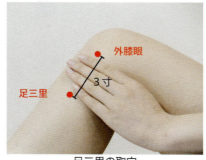

足三里の取穴

1. つらい症状への熱敏灸 ― 1.8 顔面神経麻痺

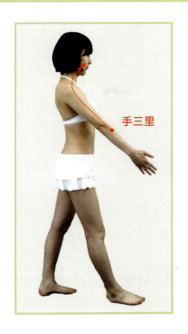
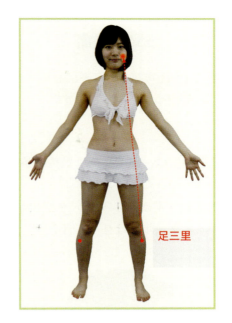

> **ツボ名の由来 3**
>
> **神闕**(しんけつ)：「闕」とは、王宮の門前の両脇にあった高殿のことで、両高殿の間は道路になり、空間があることから「闕」と呼ばれました（『全訳漢辞海』）。
>
> **翳風**(えいふう)：「翳」とは鶏の羽でできた扇を指し、耳の形に似ています。コートの襟の上端で、風邪を遮蔽する屏のような形をしていることから名付けられました。
>
> **下関**(げかん)：口を開閉するために重要であり、頬骨弓の上際の上関(じょうかん)とペアになっています。
>
> **頬車**(きょうしゃ)：古くは上顎骨を「頬」「輔」といい、下顎骨を「車」と呼びました。頬車は、下顎骨を動かす作用があることから命名されました。

1.9 三叉神経痛

一般に「顔面神経痛」と呼ばれています。周期的に発作を生じ、数日から数ヵ月続く場合もあります。

中医学では、風寒または風熱の邪が経絡に侵入したために、経絡の流れが悪くなったと考えます。

以下のツボから1～2穴を選択し、毎日1回、10回を1クールとします。各クール間は2～5日あけ、計2～3クール行ないます。

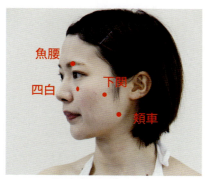

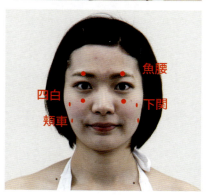

1 **下関・頬車・四白・魚腰**：単点灸。局部の風・寒の邪を散じます。

下関：頬骨弓中央の下際です。

頬車：耳垂下端と下顎角の間の陥凹部です。

四白：瞳孔の下1寸です。

魚腰：奇穴*です。眉毛を魚に見立てると、その腰部（中間）にツボがあることから命名されました。

1. つらい症状への熱敏灸 ― 1.9 三叉神経痛

2 陽陵泉・懸鐘：2点灸またはリレー灸。足少陽胆経のツボです。三叉神経痛は少陽経の循行ルート上に起こることが多いので、ここにお灸をして熱感を患部に到達させることにより、経絡の流れを改善します。

陽陵泉：腓骨頭直下に取ります。

懸鐘：八会穴*のひとつで、髄会*といわれます。懸には、ぶら下げるという意味があります。昔、小児はここに鐘に似た鈴をぶら下げていたことから懸鐘と呼ばれるようになりました。外果（外くるぶし）に指をあてて骨に沿って上へ滑らせていくと、突然骨を触れなくなくなる場所にあることから、絶骨とも呼ばれます。外果から陽陵泉に向かい上3寸です。

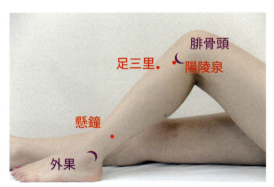

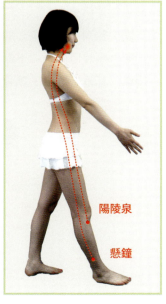

1.10 顔面痙攣

顔面の片方の筋肉が、痛みはないけれど不随意に痙攣発作を起こす病気です。

中医学では風が原因であると考えますが、その風を生じる根本原因には陰虚*、血虚*などがあります。また瘀血*が経脈の流れを妨げ、局部の筋肉に影響する場合もあります。

以下のツボから1～2穴を選択し、毎日1回、10回を1クールとします。各クール間は2～5日あけ、計2～3クール行ないます。

1 翳風：単点灸。局部の風寒の邪を散じます。
　耳垂の後方で、乳様突起と下顎骨の間の陥凹部に取ります。顔面神経が通過しています。

2 下関・頬車：単点灸。顔面神経が通過しています。
　下関：頬骨弓中央の下際にあります。
　頬車：耳垂下端と下顎骨の間の陥凹部です。

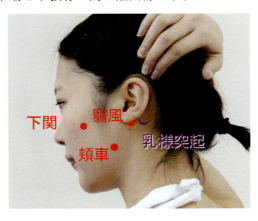

1. つらい症状への熱敏灸 — 1.10 顔面痙攣

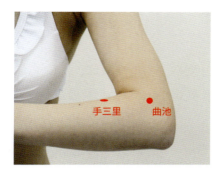

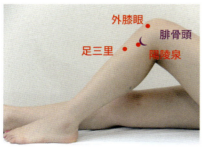

③ **手三里**・**陽陵泉**：単点灸またはリレー灸。熱感を顔へ到達させます。

手三里：曲池の下2寸です。経絡の流れを改善します。

陽陵泉：痙攣が起こる部位が少陽の領域*である場合に使います。肝・胆は筋と関係があると考えられています。膝を立てて、腓骨頭のすぐ下に取ります。

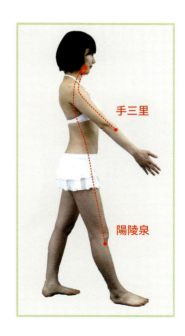

1.11 片頭痛

神経－血管性の機能障害により、片側の頭部に疼痛が繰り返し起こる病気です。悪心・嘔吐を伴い、光や音に過敏であるといった特徴があります。

中医学では、肝・脾・腎などの機能失調により、痰濁*や瘀血*が経絡を妨げ、気血の流れが悪くなって発症すると考えます。

以下のツボから1～2穴を選択し、毎日1回、10回を1クールとします。各クール間は2～5日あけ、計2～3クール行ないます。

1 圧痛点：単点灸。局所の風寒の邪を散じます。
2 風池または率谷：単点灸。局所の風寒の邪を散じ、頭をすっきりさせます。

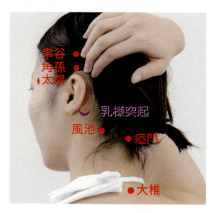

風池：風邪が脳に侵入する際の要衝となる部位です。乳様突起下端と瘂門穴との中間で、後髪際陥凹部に取ります。

瘂門：頸のくぼみの中央で、後髪際の上0.5寸です。

率谷：頭頂骨と側頭骨とのギザギザな鱗状縫合部上にあります。角孫（耳輪の直上〔耳を前に折り、その上角で髪際に取る〕）の上1.5寸です。

1. つらい症状への熱敏灸 — 1.11 片頭痛

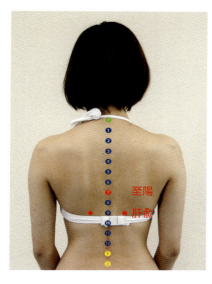

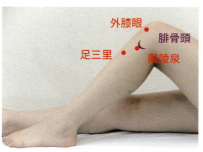

③ **至陽**・**肝兪**：三角灸。生体エネルギーの流れを改善します。

至陽：熱感は督脈を通じて頭部へ伝わります。第7胸椎棘突起下です。

肝兪：第9胸椎棘突起下の外側1.5寸です。

④ **陽陵泉**：単点灸またはリレー灸。熱感を頭部へ到達させます。

側頭部は足少陽胆経が流れている部位です。陽陵泉は足少陽胆経の合穴*であり、経絡の流れを調節します。

腓骨頭の直下に取ります。

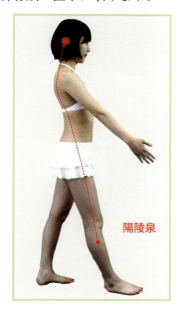

61

1.12　後頭神経痛

後頭部、後頭下部が痛むもので、頸部や頭頂部にまで放散痛を生じます。

中医学では、経絡の流れが悪くなったために痛みを生じると考えますが、その原因には、風邪*や寒邪*、外傷による瘀血*、気血不足などが考えられます。

以下のツボから1〜2穴を選択し、毎日1回、5回を1クールとします。各クール間は2日あけ、計2〜3クール行ないます。

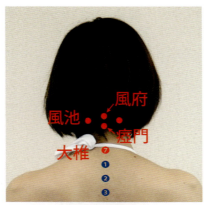

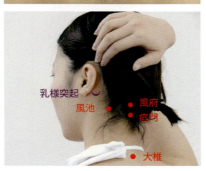

1 **大椎・風池**または**大椎・風府**：三角灸または2点灸。経絡の流れを改善し、風寒の邪を除きます。

　大椎：第7頸椎棘突起下です。第7頸椎は椎骨のうち最大であることから、大椎と呼ばれます。
　風池：乳様突起下端と瘂門穴との中間で、後髪際陥凹部に取ります。
　瘂門：項窩中央で、後髪際の上0.5寸です。
　風府：外後頭隆起の下方で、後髪際の上1寸です。

1. つらい症状への熱敏灸 — 1.12 後頭神経痛

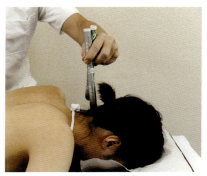
風池への2点灸

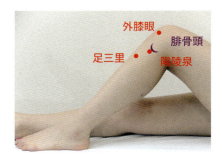

2 **陽陵泉**（ようりょうせん）：単点灸またはリレー灸。熱感を後頭部へ伝えます。足少陽胆経の流れを改善して痛みを止めます。

腓骨頭のすぐ下に取ります。

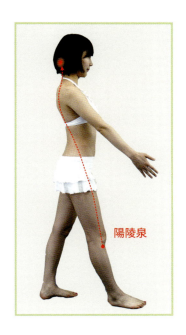

63

1.13　帯状疱疹後神経痛

帯状疱疹ヘルペスによって生じた後神経節の炎症により引き起こされます。疱疹が消えた後にも、依然として痛みが続きます。

　中医学では、熱毒による鬱火がまだ消えておらず、血虚や気陰不足などの原因により、気血の流れが滞り、経絡が阻まれたと考えます。

　以下のツボから1～2穴を選択し、毎日1回、10回を1クールとします。各クール間は2～5日あけ、計2～3クール行ないます。

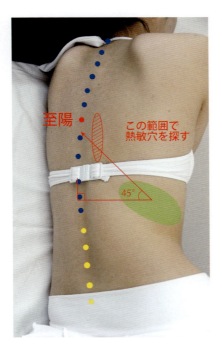

1 背部兪穴（はいぶ ゆけつ）：単点灸。皮疹局部またはそれと同位の神経分節にある背部兪穴＊に熱敏灸を行ないます。経絡の流れを改善して痛みを止めます。

　皮疹部位から背骨へ45°の線を引いて、背骨と交わった部位がその同位神経分節に相当しますので、その上下に熱敏穴を探します。肩背部痛、側腹部痛などの治療でも使える、いわゆる「45°の法則」です。

2 至陽（しよう）：単点灸。督脈（とくみゃく）（背部の中心を流れています）を温め、経絡の流れを改善して、痛みを止めます。

　第7胸椎棘突起下です。

1. つらい症状への熱敏灸 — 1.13 帯状疱疹後神経痛

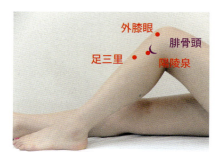

③ 陽陵泉（ようりょうせん）：単点灸またはリレー灸。熱感を患部まで伝えます。経絡の流れを改善します。陽陵泉は少陽経領域＊（体側面）の病気と関連があります。

腓骨頭の直下に取ります。

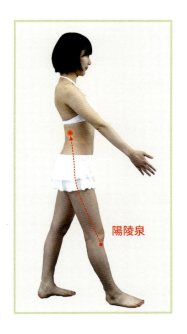

帯状疱疹

中医学では顔面に生じたものを蛇丹（じゃたん）、側胸部や側腹部に生じたものを纏腰火丹（てんようかたん）と呼びます。後遺症による痛みには鍼治療も効果的です。患部を囲むように浅刺したら対角線上にパルスをかけます。

漢方薬では、釣藤鈎（ちょうとうこう）による鎮痛作用に着目して、釣藤散（ちょうとうさん）（石膏・釣藤・橘皮・半夏・麦門冬・茯苓・人参・菊花・防風・甘草・乾生姜）が使用されます。

実践編——病気別の熱敏灸療法

1.14　脳卒中後遺症

脳への血液供給が不足し、脳が壊死したことによって生じた後遺症です。半身の運動障害を生じ、口や目が歪み、食事をすると口角からこぼれる、箸を持てないなどの症状が起こります。

　中医学では本虚標実証(ほんきょひょうじつ)に属します。つまり、本質は陰陽のバランスが崩れたために気機(き)*が逆乱したものであり、その結果として風と火が扇動し合い、痰濁(たんだく)*が塞がり、瘀血(おけつ)*が流れを阻んで、実証のような症状が出現していると考えます。治療では真元(元気*)を補助することを第一とします。

　以下のツボから３〜４穴を選択し、毎日１回、10回を１クールとします。各クール間は２〜５日あけ、計２〜３クール行ないます。

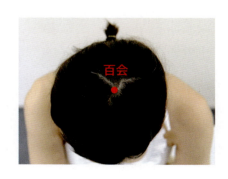

1 百会(ひゃくえ)：単点灸。精神を落ち着かせ、閉じた孔竅(こうきょう)（目、耳、鼻、口など、身体にある穴のこと）や意識を開きます。ツボは、左右の耳の先端を結んだ線と正中線との交点に取ります。

「百」とは非常に多いこと。つまり百脈・百骸(ひゃくがい)がここで出会います。人体の最高部にあるツボで、昔は中国の最高峰であると考えられていた「崑崙(こんろん)」とも呼ばれていましたが、今ではその名前は外果後方のツボに譲ることとなりました。

1. つらい症状への熱敏灸 — 1.14 脳卒中後遺症

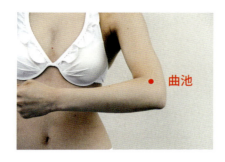

2 曲池（きょくち）：単点灸またはリレー灸。熱感を頭部に到達させます。血の流れをよくして、経絡の流れを調えます。肘を曲げてできる横紋の外側端にあり、そこが窪んでいることから名付けられました。

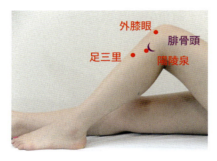

3 陽陵泉（ようりょうせん）：単点灸またはリレー灸。熱感を頭部に到達させます。肝・胆の働きを調整して、筋肉の緊張を和らげます。

腓骨頭の下に取ります。

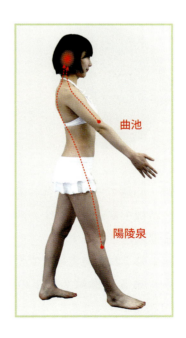

実践編──病気別の熱敏灸療法

1.15　不眠症

長期間にわたり十分な質と量の睡眠がとれないと、心配して不安になり、精神的な悪循環を生じます。寝付きにくい、途中で目が覚めると眠れなくなる、朝早くから目が覚める、などといったケースがあります。

　中医学では、臓腑陰陽の失調、気血の不調和が原因で、心神が栄養されなくなったものと考えます。

　以下のツボから2穴を選択し、毎日1回、10回を1クールとします。各クール間は2～5日あけ、計2～3クール行ないます。

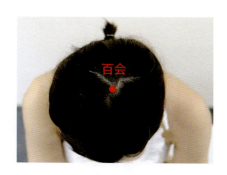

①百会（ひゃくえ）：単点灸。精神を安定させます。

　左右の耳の先端を結んだ線と正中線とが交わる点です。

②至陽（しよう）・心兪（しんゆ）：三角灸。体の陽気を増し、精神を安定させます。熱感を頭部まで到達させます。

　至陽：第7胸椎棘突起下です。

　心兪：第5胸椎棘突起下の外側1.5寸です。

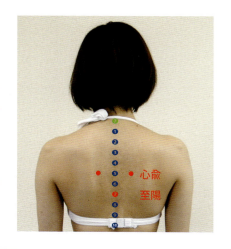

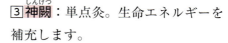

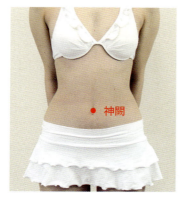

③ 神闕：単点灸。生命エネルギーを補充します。

人においては、神＊と志＊が最も貴いとされ、臍は心と腎（心は神を蔵め、腎は志を蔵める）が交通するゲートであることから、神闕と呼ばれます。

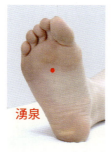

④ 湧泉：単点灸。熱感が広がります。体内の陰気を養うことにより、陰気不足による陽気のたかぶりを抑え、精神を安定させます。不眠症治療の重要なツボです。

足指を曲げて最も陥凹する部位です。

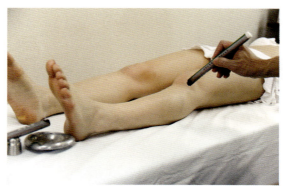

湧泉からのリレー灸

実践編――病気別の熱敏灸療法

1.16 アレルギー性鼻炎、花粉症

鼻粘膜に花粉やホコリといったアレルゲンが接触し、免疫反応によって鼻部に生じる一連の症状をいいます。

　中医学では、風邪*を感受することが発症原因であり、特に肺・脾・腎との関連が深いと考えます。

　以下のツボから2〜3穴を選択し、毎日1回、10回を1クールとします。各クール間は2〜5日あけ、計2〜3クール行ないます。

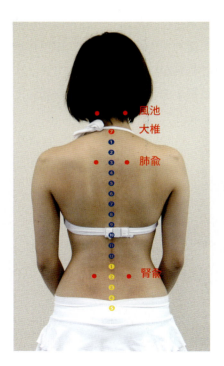

①大椎・肺兪：三角灸。熱感が胸背部に広がります。呼吸器系治療の重要なツボです。

　大椎：第7頸椎棘突起下です。

　肺兪：第3胸椎棘突起下の外側1.5寸です。

②腎兪：2点灸。先天の気*を補います。

　第2腰椎棘突起下の外側1.5寸です。

1. つらい症状への熱敏灸 — 1.16 アレルギー性鼻炎、花粉症

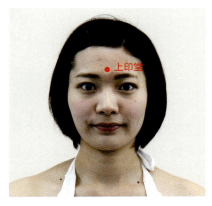

3 上印堂(かみいんどう)：単点灸。熱感が鼻を中心に広がります。鼻水治療の重要なツボです。

　印堂：奇穴*であり、眉間中央陥凹部に取ります。

　上印堂：印堂の上部にあることから、上印堂と呼ばれます。

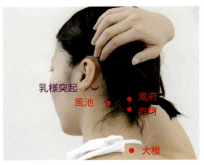

4 風池(ふうち)：2点灸。熱感が周囲に広がります。風邪を除去する働きがあります。

　乳様突起下端と瘂門の中間で、髪際にあります。

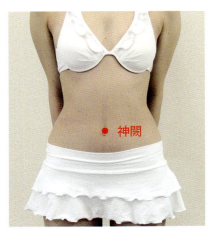

5 神闕(しんけつ)：単点灸。生命エネルギーを補充します。アレルギー性疾患治療の重要なツボです。

71

1.17 じんま疹

大多数はアレルギーによる病気です。

　中医学では、風邪*に侵犯されたために皮膚の機能が影響を受けたもので、病位は皮膚の腠理にあり、風邪や胃腸に積もった熱と関連性があると考えます。

　以下のツボから2～3穴を選択し、毎日1回、10回を1クールとします。各クール間は2～5日あけ、計2～3クール行ないます。

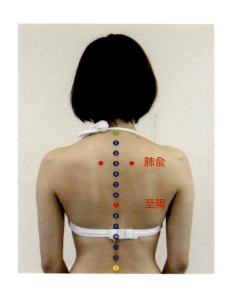

1 肺兪・至陽：三角灸。生命エネルギーの通りをよくし、風邪を散じます。

　肺兪：第3胸椎棘突起下の外側1.5寸です。

　至陽：第7胸椎棘突起下です。

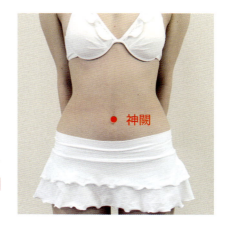

2 神闕：単点灸。生命エネルギーを補充します。アレルギー性疾患治療には欠かせないツボです。

1. つらい症状への熱敏灸 — 1.17 じんま疹

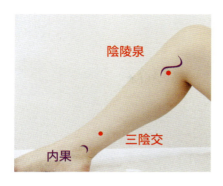

③ **陰陵泉**（いんりょうせん）：単点灸。熱感を上部へ到達させます。体内の水分の流れを改善し、不要な水分を処理します。

膝を立て、脛骨内側の骨際です。

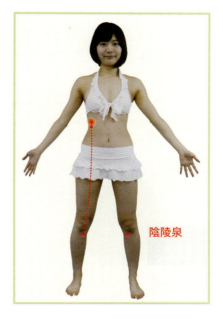

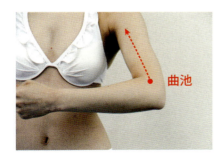

④ **曲池**（きょくち）：2点灸。熱感が上腕部へ伝わります。風邪（ふうじゃ）を除き、皮膚の機能を調えます。

肘を曲げてできる肘窩横紋の外方です。

実践編──病気別の熱敏灸療法

1.18　頸椎症

頸椎症を発症する原因は様々ですが、熱敏灸は頸椎型、神経根型、椎骨動脈型の頸椎症に対して効果があります。

　中医学では、気血のスムースな運行が妨げられ、筋骨が濡養されなくなったと考えます。

　以下のツボから1～2穴を選択し、毎日1回、10回を1クールとします。各クール間は2～5日あけ、計2～3クール行ないます。

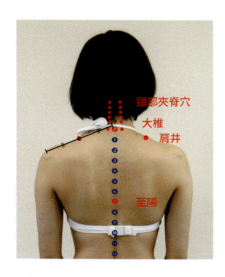

[1] **頸部夾脊穴・肩井**（けいぶきょうせきけつ・けんせい）：単点灸。局部の経絡の流れを改善させて痛みを止めます。

　頸部夾脊穴：頸椎棘突起下の左右外側0.5寸です。

　肩井：第7頸椎棘突起と肩峰を結ぶ線の中間です。

[2] **大椎**（だいつい）：単点灸。皮膚にある風邪（ふうじゃ）＊を取り去ります。

　第7頸椎棘突起（首を前屈して、最も出っ張っている骨）の下です。

[3] **至陽**（しよう）：単点灸。熱感が督脈上を頸部まで上ります。生命エネルギーの流れを改善します。第7胸椎棘突起

1. つらい症状への熱敏灸 — 1.18 頸椎症

下です。

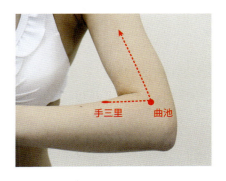

4 **手三里**または**陽陵泉**：単点灸またはリレー灸。熱感を頸椎へ到達させます。経絡を通じさせます。

　手三里：曲池の下2寸です。

　陽陵泉：腓骨頭の直下に取ります。

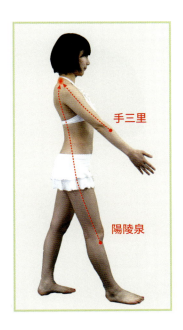

1.19 腰椎椎間板ヘルニア

椎間板の退行性変成により椎間板が破裂し、髄核が突出して近隣組織や神経根などを刺激すると、一側の下肢にしびれ、痛みなどが起こります。

督脈は背骨を貫いて腰部を循行し、足太陽膀胱経は背骨を挟んで腰に到達しています。また足少陰腎経の循行ルートは「脊（背骨）を貫き、腎に属す」とされ、「腰は腎の府」ともいわれます。このため中医学では、腰痛の多くは足太陽膀胱経、督脈、足少陰腎経の経脈や経筋*と関連すると考えます。

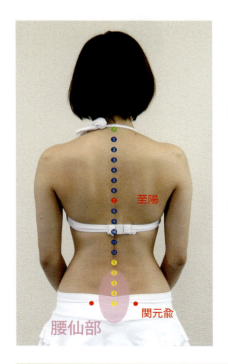

以下のツボから1～2穴を選択し、毎日1回、10回を1クールとします。各クール間は2～5日あけ、計1～2クール行ないます。

1 腰仙部：単点灸。局部の冷えを温め、寒・湿の邪を除きます。
腰椎部位と仙骨部位です。

2 至陽・関元兪：T字灸。特にヘルニア部位を温めます。
至陽：第7胸椎棘突起下です。
関元兪：第5腰椎棘突起下の外側1.5寸です。

1. つらい症状への熱敏灸 ― 1.19 腰椎椎間板ヘルニア

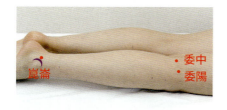

3 **委中・委陽**：2点灸。熱感を腰部へ到達させます。腰背部の痛みには委中・委陽は重要なツボです。

　委中：膝窩横紋の中央にとります。

　委陽：三焦の下合穴*です。委中と水平で、膝窩横紋の外側端にあります。

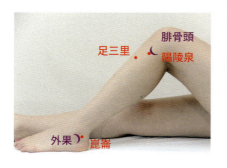

4 **崑崙**：2点灸またはリレー灸。熱感を腰部へ到達させます。崑崙は腰痛治療の重要なツボで、経絡を通じさせる効果があります。3 委中とリレー灸をするのも良いです。

　外果の頂点とアキレス腱の間にとります。

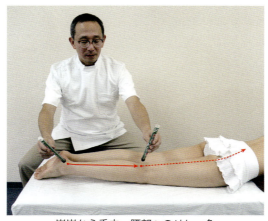

崑崙から委中・腰部へのリレー灸

77

実践編——病気別の熱敏灸療法

1.20　五十肩

正式には肩関節周囲炎といい、肩周囲の筋肉、腱、靱帯、滑液包などの損傷性の炎症をいいます。

中医学では、加齢や局部の使い過ぎなどによる気血不足が原因で、風・寒・湿邪が経絡に侵入し、経脈の気血の流れが悪くなったと考えます。

以下のツボから1～2穴を選択し、毎日1回、10回を1クールとします。各クール間は2～5日あけ、計2～3クール行ないます。

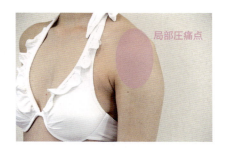

[1] **圧痛点**：単点灸。局部を温めて、風・寒・湿邪を除きます。

[2] **頸部夾脊穴**（きょうせきけつ）：単点灸。五十肩では頸部が損傷している場合が多くみられるため、重要です。

頸椎棘突起下の外側0.5寸です。

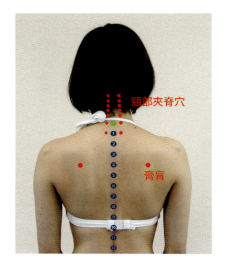

78

3 膏肓：単点灸。熱感が肩背部へ広がります。経絡の流れを調整して、関節の動きを改善します。

第4胸椎棘突起下の外側3寸です。

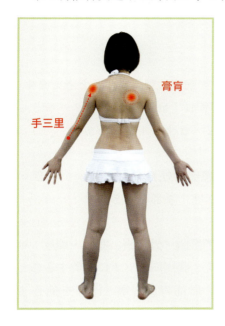

「病膏肓に入る」で有名なツボです。東洋医学では、「こうこう」と読みます。

むかし晋国の景公が病気になり、秦国王の桓公は治療のために緩を派遣することにしました。しかし景公は緩が到着する前に、2人の子供が緩の治療を避けようとして「肓の上で、膏の下」に隠れようと相談している夢を見ました。医緩が到着して診察した後、「病が肓の上で、膏の下にあるため、鍼ではとどかず、薬も及びません」と診断したという故事に由来します。ちなみに「薬石効なく」という場合の「石」とは砭石を指し、これは現在の鍼のことです。

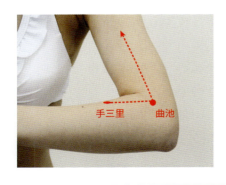

4 手三里：単点灸またはリレー灸。熱感を肩部へ到達させます。経絡を通じさせて痛みを止めます。曲池の下2寸です。

実践編――病気別の熱敏灸療法

1.21　変形性膝関節症

関節軟骨に退行性変性が起こり、軟骨に骨質増殖が生じて、関節が破壊、変形するものです。

中医学では、骨は腎が主る(つかさど)と考え、骨の病気は腎に属すると考えます。

以下のツボから1～2穴を選択し、毎日1回、10回を1クールとします。各クール間は2～5日あけ、計2～3クール行ないます。

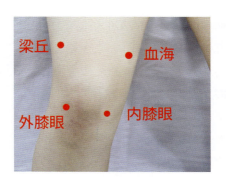

1 膝部の圧痛点：単点灸。局部の風・寒・湿邪を除きます。

2 内膝眼(ないしつがん)・外膝眼(がいしつがん)、血海(けっかい)・梁丘(りょうきゅう)：単点灸。膝周囲のツボにお灸することで、局部の風・寒・湿邪を除きます。

外膝眼：犢鼻(とくび)とも呼ばれます。膝を立てて膝蓋骨下縁の外側陥凹部に取ります。足三里を特定する際の目印となるツボです。

内膝眼：奇穴*です。外膝眼に対して命名されました。膝蓋骨下縁の内側陥凹部に取ります。

血海：大腿前内側にあり、膝蓋骨内上角の上2寸（三横指*）です。

梁丘：大腿前外側にあり、膝蓋骨外上角の上2寸です。

1. つらい症状への熱敏灸 — 1.21 変形性膝関節症

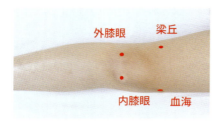

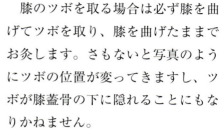

膝のツボを取る場合は必ず膝を曲げてツボを取り、膝を曲げたままでお灸します。さもないと写真のようにツボの位置が変ってきますし、ツボが膝蓋骨の下に隠れることにもなりかねません。

3 腎兪（じんゆ）：2点灸またはリレー灸。熱感を膝まで伝えます。中医学では、加齢による肝腎機能の低下が原因のひとつであると考えます。

第2腰椎棘突起下の外側1.5寸です。

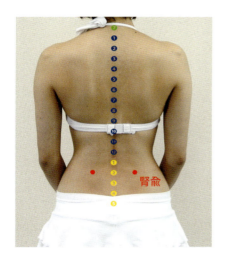

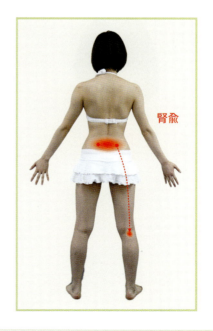

1.22 筋筋膜性疼痛症候群

筋肉および筋膜における無菌性炎症により、体表の神経が刺激されて痛みが起こります。

中医学では痺証といい、筋肉の疲労損傷、風・寒・湿邪、体質的な気血不足などの原因により、経絡が通じなくなって痛みを生じたものと考えます。

以下のツボから1～2穴を選択し、毎日1回、10回を1クールとします。各クール間は2～5日あけ、計2～3クール行ないます。

(1) 頸部

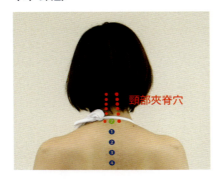

① 阿是穴・頸部夾脊穴：単点灸。経絡を通じさせ、痛みを止めます。

　阿是穴：読んで字の如く、押さえると「阿あっ、是っ！」と声が出るほどの反応があるツボのことです。ちょっと格好良く「天応穴」とも呼んだりしますが、要するに痛い所です。

　頸部夾脊穴：頸椎棘突起下の左右外側0.5寸です。

1. つらい症状への熱敏灸 — 1.22 筋筋膜性疼痛症候群

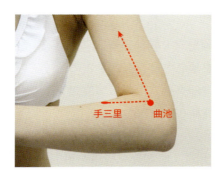

②**手三里**：単点灸またはリレー灸。熱感を頸部に到達させます。
　曲池の下2寸です。

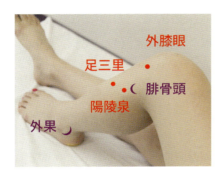

③**陽陵泉**：単点灸またはリレー灸。熱感を頸部に到達させます。
　膝を立てて腓骨頭の直下に取ります。

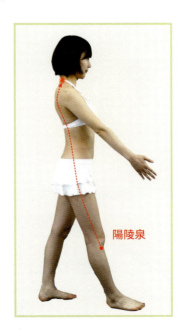

実践編──病気別の熱敏灸療法

（2）肩背部

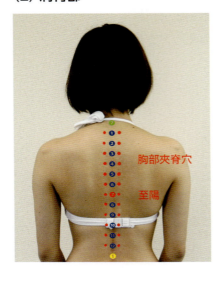

1 阿是穴・胸部夾脊穴：単点灸。経絡を通じさせ、痛みを止めます。

　胸部夾脊穴：胸椎棘突起下の左右外側0.5寸です。

2 至陽：単点灸。経絡を通じさせ、エネルギーの流れを良くして、痛みを止めます。

　第7胸椎棘突起下です。

（3）上肢

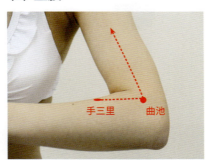

手三里への単点灸

1 阿是穴：単点灸。風・寒の邪を散じます。

2 手三里：単点灸。熱感を頸部まで到達させます。

　曲池の下2寸です。

(4) 腰仙部

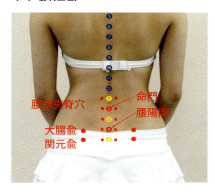

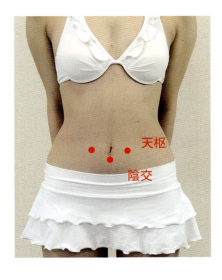

1 阿是穴・腰部夾脊穴・腰陽関：単点灸。経絡を通じさせ、痛みを止めます。

　阿是穴：痛む部位です。

　腰部夾脊穴：腰椎棘突起下の左右外側0.5寸です。

　腰陽関：第4腰椎棘突起下です。

2 陰交・天枢：三角灸。腹部からお灸をすると、腰背部に熱敏化現象が起こります。

　陰交：臍下1寸です。

　天枢：臍の外側2寸です。

3 命門・関元兪：T字灸。腰背部からお灸をすると、腹部に熱敏化現象が起こります。

　命門：第2腰椎棘突起下です。

　関元兪：第5腰椎棘突起下の外側1.5寸です。

実践編──病気別の熱敏灸療法

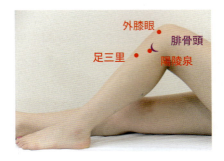

④ 委中・陽陵泉：熱感を腰仙部に到達させます。

委中：膝窩横紋の中央です。

陽陵泉：膝を立てて腓骨頭の直下に取ります。

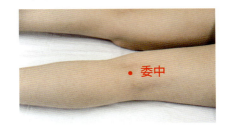

(5) 下肢

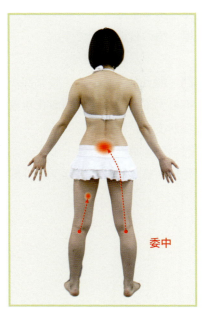

① 局部圧痛点：単点灸。風・寒の邪を散じます。

② 大腸兪：2点灸またはリレー灸。熱感を足まで伝えます。

第4腰椎棘突起下の外側1.5寸です。

③ 陽陵泉・委中：単点灸（患側）。熱感を患部まで到達させます。

1. つらい症状への熱敏灸 ― 1.22 筋筋膜性疼痛症候群

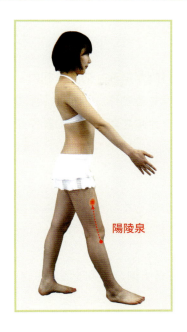
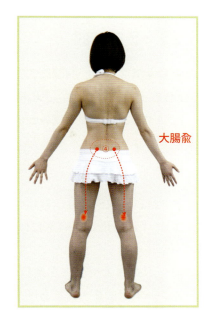

> **ツボ名の由来4**
>
> 陰交（いんこう）：任脈・衝脈・腎経の3経が交わるところです。「交」とは集まることで、3経が集まって交わるという意味があります。
>
> 天枢（てんすう）：北斗七星の第一星を「天枢」といい、星の運行法則を司るとされます。横行結腸の曲がり角にあたります。
>
> 委中（いちゅう）：「委」とは曲がるという意味があり、膝が曲がる部位の中間という意味です。
>
> 委陽（いよう）：委中と水平で、膝窩横紋の外側端にあり、そこは陽の部位であることから委陽と呼ばれます。
>
> 帰来（きらい）：男性では睾丸収縮、女性では子宮脱などによく使用され、本来のあるべきところに返す効果があることから、「帰来」と呼ばれます。

実践編──病気別の熱敏灸療法

1.23　テニス肘

慢性の疲労性損傷です。肘関節の内側や外側が痛み、前腕を回内・回外（手のひらを上に向けたり、下に向けたりする動作）したり、手関節を動かしたりすると明らかな痛みがあり、タオルを絞るなどの動作が障害されます。

　中医学では、気血が滞り、経絡の流れが悪くなったため痛みを生じると考えます。「長期化した病気には瘀血＊（ふる血）がある」といわれます。

　以下のツボから1〜2穴を選択し、毎日1回、10回を1クールとします。各クール間は2〜5日あけ、計2クール行ないます。

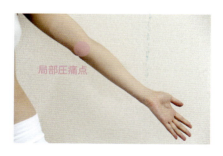

1 **局部圧痛点**：単点灸。局部の経絡を通じさせ、痛みを止めます。

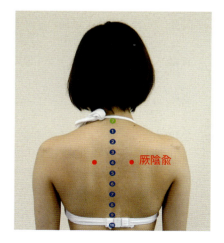

2 **厥陰兪**：2点灸。熱感を肘部に到達させます。特に長期化した瘀血がある場合には必須のツボです。第4胸椎棘突起下の外側1.5寸です。

　肩甲間部のツボは腕の痛みと関連

88

1. つらい症状への熱敏灸 — 1.23 テニス肘

性があります。

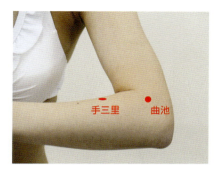

③ 曲池・手三里：2点灸。局部治療に近く、経絡を通じさせ、痛みを止めます。

　曲池：肘を曲げてできる肘窩横紋の外側に取ります。

　手三里：曲池の下2寸です。

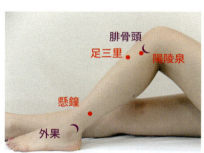

④ 陽陵泉：単点灸。健側のツボを使います。胆経の合穴*であり、また筋会*でもあります。熱感の伝導や局部に熱敏化現象を生じます。

　腓骨頭の直下に取ります。

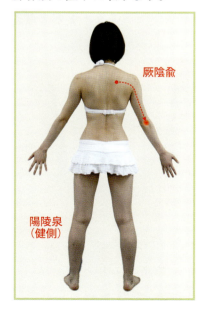

実践編——病気別の熱敏灸療法

2. 女性特有の症状への熱敏灸

2.1 生理痛

月経前後または月経期中に、下腹部の疼痛や下垂感があるもので、腰のだるさ、頭痛、吐き気など、他の不快症状を伴います。

中医学では、気血の運行がスムースでなくなったと考えます。主として、寒・湿の邪を受ける、気の流れが滞って月経と関連の深い任脈*・衝脈*の流れが悪くなる、先天的に肝腎が弱い、多産のため精血が損傷する、などが原因として考えられます。

以下のツボから1～2穴を選択し、月経予定の3日前から始め、連続5回を1クールとし、計3月経周期行ないます。

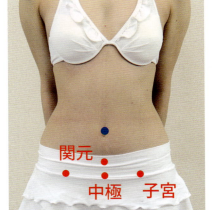

1 中極：単点灸。泌尿生殖器と関連が深いツボです。
　臍の下4寸です。

2 関元・子宮：三角灸。女性生殖器と関連が深いツボです。
　関元：気功で大切にされる丹田であり、また小腸の募穴*でもあります。臍の下3寸です。

2. 女性特有の症状への熱敏灸 — 2.1 生理痛

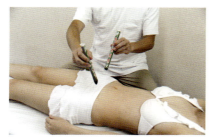
子宮への2点灸

子宮：奇穴*です。中極（臍下4寸）の外側3寸にあり、深部では子宮底または卵巣に相当します。

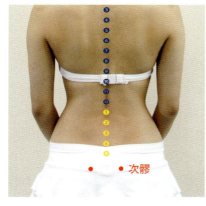

3 次髎（じりょう）：2点灸。生殖器と関連が深いツボです。

第2後仙骨孔（仙骨の上にある左右8つの孔のうち、上から2番目）に相当します。

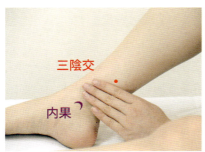

4 三陰交（さんいんこう）：単点灸またはリレー灸。熱感を下腹部へ到達させます。泌尿生殖器と関連が深いツボです。

内果（けいこつ）（脛骨下方の出っ張った骨）の上3寸です。

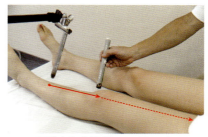
三陰交から腹部へのリレー灸

実践編——病気別の熱敏灸療法

2.2　骨盤内炎症性疾患

骨盤内に生じた炎症性疾患を指しますが、特に子宮内膜炎、卵管炎、卵管卵巣嚢胞、骨盤腹膜炎などといった女性生殖器官の病気を含みます。

　ここで紹介するツボは、どれも女性には重要です。このなかから１〜２穴を選択し、毎日１回、10回を１クールとします。計３〜５クール行ないます。

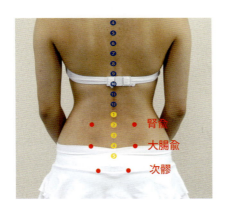

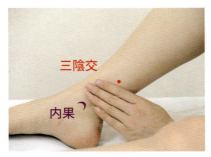

1 **大腸兪・次髎**：２点灸。熱感が下腹部へ広がります。月経を調える作用があります。

　大腸兪：第４腰椎棘突起下の外側1.5寸です。

　次髎：第２後仙骨孔（仙骨の上にある左右８つの孔のうち、上から２番目）に相当します。

2 **三陰交**：単点灸またはリレー灸。熱感を下腹部へ到達させます。泌尿生殖器と関連が深いツボです。

　内果（脛骨下方の出っ張った骨）の上３寸です。

2. 女性特有の症状への熱敏灸 — 2.2 骨盤内炎症性疾患

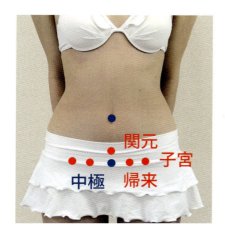

③ 関元・子宮：三角灸。女性生殖器と関連が深いツボです。

　関元：臍の下3寸です。

　子宮：中極(臍下4寸)の外側3寸です。

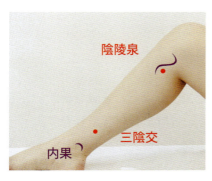

④ 陰陵泉：2点灸。足太陰脾経の合穴＊です。脾胃の機能を正常にして、月経を調えます。熱感を下腹部に到達させます。

　膝を立てて脛骨内側縁に取ります。

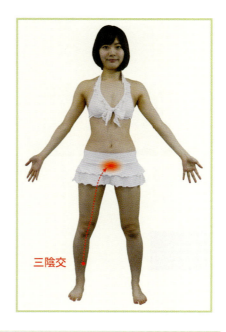

実践編――病気別の熱敏灸療法

2.3　卵巣機能低下症

仕事や家事などのストレスが原因で卵巣の働きが低下すると、無月経や早期閉経などが起こります。ホルモン分泌が改善されると、美容面でも良い効果が現れます。

　以下のツボから1～2穴を選択し、2日に1回、計15回行ないます。以降は、毎月4回行ないます。

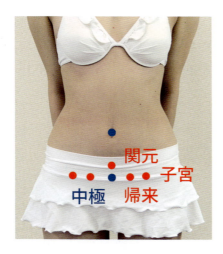

1 関元（かんげん）：単点灸。生命エネルギーを補充します。
　臍の下3寸です。

2 帰来（きらい）：2点灸。気血の働きを活発にし、肝腎を補い調整します。
　中極の外側2寸、天枢の下4寸です。

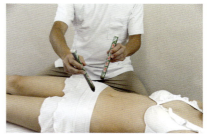

帰来への2点灸

94

2. 女性特有の症状への熱敏灸 — 2.3 卵巣機能低下症

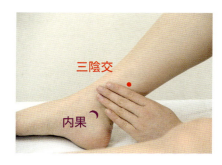

③ 三陰交：2点灸またはリレー灸。熱感を下腹部へ到達させます。

内果（脛骨下方の出っ張った骨）の上3寸です。

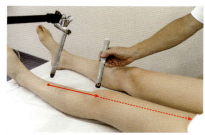

三陰交から腹部へのリレー灸

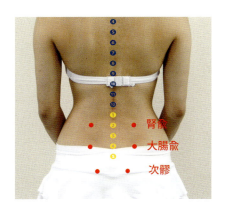

④ 腎兪：2点灸。腎の働きを活発にします。

第2腰椎棘突起下の外側1.5寸です。

実践編——病気別の熱敏灸療法

2.4 乳腺症

日常生活や仕事上のストレスが大きく、月経前に乳房が張って痛む、乳房の発育不良、乳腺房増殖などの症状がある女性に適します。乳房の痛みがあるしこりが主症状です。

　中医学では、痰*（体には不要な水分の集まり）によりしこりが生じると考えます。熱敏灸療法が得意とする病気のひとつです。
　以下のツボから1〜2穴を選択し、2日に1回、計15回行ないます。

1 膻中・天池：2点灸。気の流れをよくし、鬱結を散らします。
　膻中：心包経の募穴*であり、「気会*」でもあります。両乳頭を結ぶ線と胸骨体正中線とが交わるところにあります。
　天池：ここでの「天」とは人体の上半身を指し、乳房には乳が蓄えられており、そこから乳が湧き出ることから「天池」と呼ばれます。
　乳中（乳頭）の外側1寸で、第4肋間にとります。

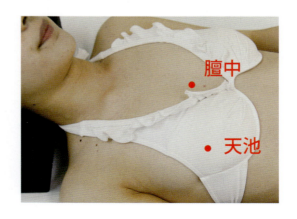

2. 女性特有の症状への熱敏灸 — 2.4 乳腺症

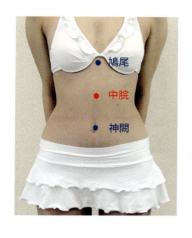

2 中脘：単点灸。胃・脾の働きを改善し、痰を消します。

臍の上4寸で、臍とみぞおちの中間です。

3 膈兪：2点灸。「血会*」であり、瘀血*（ふる血）を消し去ります。
第7胸椎棘突起下の外側1.5寸です。

4 肝兪：2点灸。気の流れをよくし、鬱結・瘀血を散らします。
第9胸椎棘突起下の外側1.5寸です。

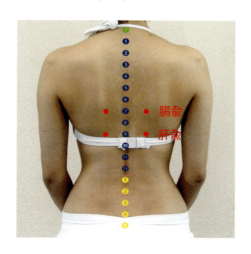

実践編──病気別の熱敏灸療法

3. 男性特有の症状への熱敏灸

3.1 勃起不全

性欲の要求はあるけれど、勃起しない、勃起はするが硬くならない、または十分な時間勃起を維持できないなどの症状により、性行為が障害されます。

　中医学では、腎気を補益してやることが大切であると考えます。

　以下のツボから１～２穴を選択し、毎日１回、10回を１クールとします。各クール間は２～５日あけ、計２～３クール行ないます。

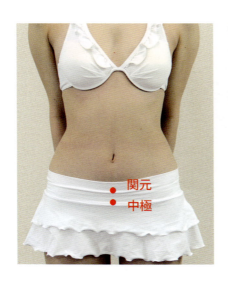

①**関元**（かんげん）：単点灸。生体のエネルギーを高めます。臍下３寸です。

②**腎兪**（じんゆ）・**腰陽関**（こしようかん）：三角灸。生殖機能と関係が深い腎のエネルギーを補います。

　腎兪：第２腰椎棘突起下の外側1.5寸です。

　腰陽関：腹部にある「関元」の上部に相当します。第４腰椎棘突起下です。

3. 男性特有の症状への熱敏灸 — 3.1 勃起不全

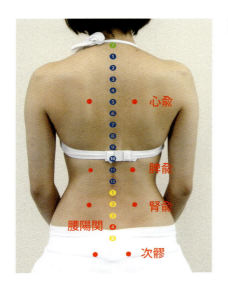

③ **心兪・脾兪**：2点灸。後天の気*を補い、陰部へのエネルギーを補充します。

　心兪：第5胸椎棘突起下の外側1.5寸です。

　脾兪：第11胸椎棘突起下の外側1.5寸です。

④ **三陰交**：単点灸またはリレー灸。熱感を下腹部へ到達させます。泌尿生殖器と関連の深いツボです。

　内果（脛骨下方の出っ張った骨）の上3寸です。

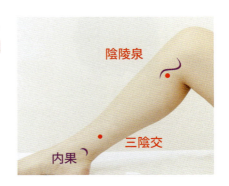

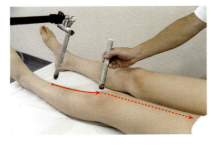

三陰交から陰陵泉、
さらに下腹部へのリレー灸

99

3.2 慢性前立腺炎

頻尿、尿意切迫、排尿時痛、残尿感、尿道の熱感、会陰部の下垂圧迫感などの症状が起こります。

　中医学では、腎は泌尿生殖器と関係があると考えます。また任脈・督脈とも深い関連性があります。

　以下のツボから1～2穴を選択し、毎日1回、10回を1クールとします。各クール間は2～5日あけ、計2～3クール行ないます。

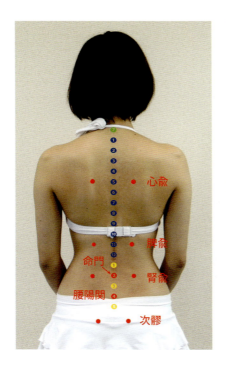

1 腎兪：2点灸。先天の気*を補います。泌尿生殖器は腎と関係があるため、泌尿生殖器の治療に常用されます。

　第2腰椎棘突起下の外側1.5寸です。

2 命門・次髎：T字灸。エネルギーを補充し、経絡の流れをよくし、水分の流れを調整します。

　命門：第2腰椎棘突起下です。

　次髎：第2後仙骨孔（仙骨の上にある左右8つの孔のうち、上から2番目）に相当します。

3. 男性特有の症状への熱敏灸 — 3.2 慢性前立腺炎

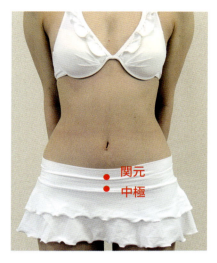

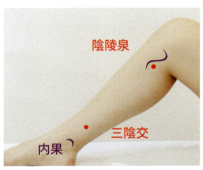

3 **関元・中極**：2点灸。熱感を陰部へ到達させます。生体のエネルギーを補充し、また水の通路を調整します。

　関元：臍下3寸です。
　中極：膀胱の募穴＊です。臍下4寸です。

4 **陰陵泉**：2点灸またはリレー灸。熱感を下腹部へ到達させます。痰飲＊による病気に使われ、水分の流れを調整します。

　膝を立てて脛骨内側縁に取ります。

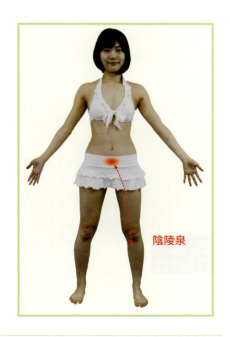

101

4. 気になる症状への熱敏灸（未病を治す）

4.1 脳疲労症候群

脳が疲労すると、不安障害、気分障害、ストレス性適応障害などといった「心の病」を生じたり、免疫障害、自律神経障害を起こしたりします。

　仕事で頭をよく使う方で、人とつきあいたくない、一度坐ると立ち上がりたくない、記憶力が低下した、よくつまらないミスをする、体がだるい、イライラするなど、思い当たる症状はありませんか？

　以下のツボから１〜２穴を選択し、２日に１回、10回を１クールとします。以降は毎月４回行ないます。

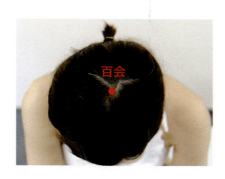

1 百会（ひゃくえ）：単点灸。脳の働きを改善します。

　両耳の先端を結んだ線と正中線の交点です。

4. 気になる症状への熱敏灸 — 4.1 脳疲労症候群

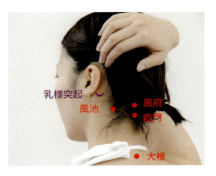

②風池：2点灸。頭をすっきりさせ、目・鼻・耳・口などの働きを改善します。

乳様突起下端と瘂門穴との中間で、後髪際陥凹部に取ります。

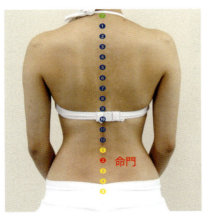

③命門：単点灸。腎の機能を改善し、髄液を補充して、脳の働きを助けます。

第2腰椎棘突起下です。

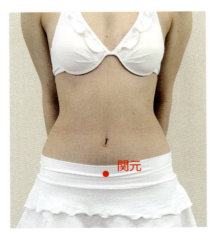

④関元：単点灸。生命エネルギーを補充します。

臍下3寸です。

4.2 肩こり

首や肩のだるい痛み、肩から背中にかけて重い痛み、腕に力が入らないなどの症状が起こります。

以下のツボから1～2穴を選択し、2日に1回、10回を1クールとします。以降、毎月4回行ないます。

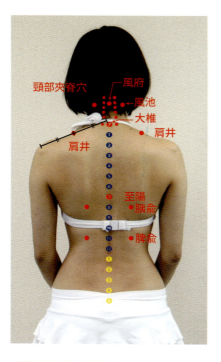

1 **風府・大椎・至陽**：循経往復灸またはリレー灸。熱感を肩へ到達させます。督脈の流れを改善します。

　風府：外後頭隆起の下方で、後髪際の上1寸です。

　大椎：第7頸椎棘突起下です。

　至陽：第7胸椎棘突起下です。

2 **肩井**：単点灸。凝りの局部の緊張を緩めます。大椎と肩峰を結んだ線の中点に取ります。

3 **頸部夾脊穴**：単点灸。凝りの局部の緊張を緩めます。頸椎棘突起下の外側0.5寸です。

●**胃腸症状からくる肩凝りには**：日本漢方では、腹診を行ない、ヘソのすぐ斜め上の米粒大のしこりを目標にして葛根湯を使います。

4.3　糖尿病予備軍

仕事上のストレスが強く、食べ過ぎ、接待による疲労、お酒やタバコの摂取量が多く、糖分に対する耐性が低下している人に適します。

　以下のツボから1〜2穴を選択し、2日に1回、計10回行ないます。以降は毎月4回行ないます。

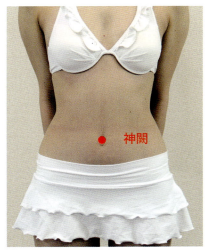

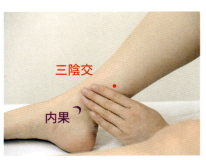

1 神闕（しんけつ）：単点灸。脾や腎の働きを改善し、胃腸を調えます。

2 脾兪（ひゆ）：2点灸。脾や胃の働きを改善し、消化を助けます。第11胸椎棘突起下の外側1.5寸です。

3 膵兪（いゆ）：2点灸。脾や胃の働きを改善し、消化を助けます。膵とは西洋医学でいう膵臓（すい）のことです。胃脘下兪（いかんげゆ）とも呼ばれ、第8胸椎棘突起下の外方1.5寸に取ります。

4 三陰交（さんいんこう）：2点灸。脾の運化作用を助け、気血の流れを改善します。内果（脛骨下部の出っ張った骨）の上3寸です。

実践編——病気別の熱敏灸療法

4.4　動脈硬化、高血圧、心電図に異常がある人

血圧が高く、胸苦しさや呼吸困難、動悸、息切れなどを感じる人、また具体的な症状はなくても心電図に異常があるなど、狭心症や動脈硬化の予備軍といわれている方に適します。

　以下のツボから1〜2穴を選択し、2日に1回、計10回行ないます。以降は毎月4回行ないます。

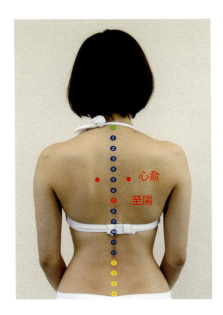

1 至陽：単点灸。心のエネルギーを補充し、心の経絡を通じさせます。
　第7胸椎棘突起下にあります。

2 心兪：2点灸。気血の働きを活発にし、心脈を通じさせて、心を養います。
　第5胸椎棘突起下の外側1.5寸です。

　1 至陽と 2 心兪の3点灸もチャレンジしてみましょう。

106

4. 気になる症状への熱敏灸 — 4.4 動脈硬化、高血圧、心電図に異常がある人

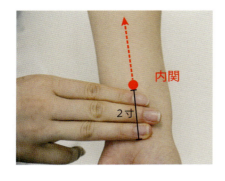

3 内関（ないかん）：2点灸。熱感を心臓方向へ伝えます。精神を落ち着かせます。

手関節横紋の上2寸で、2つの腱の間に取ります。

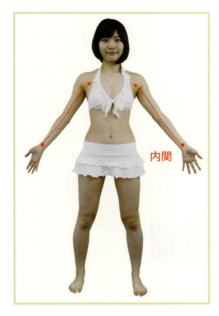

> **ツボ名の由来 5**
>
> **内関（ないかん）**：本来は病名であり、陰気が内に閉塞されたため外陽と協調できなくなり、陰気が逆行して上を侵犯して生じた病のことです。この病気を治療できることから、「内関」と呼ばれます。内関の反対側には「外関（がいかん）」というツボがあります。
>
> 　内関には、心機能を改善するとともに脳血液循環量を増加する働きがあることがレポートされています。

107

4.5 脂質異常症

健康診断で、高脂血症、高コレステロール、高中性脂肪などといわれた人は要注意です。

中医学では、肥満は痰湿*によるものと考えます。

以下のツボから1穴を選択し、2日に1回、計10回行ないます。以降は毎月4回行ないます。

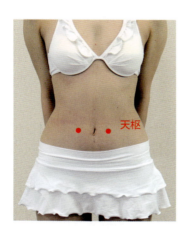

①天枢：2点灸。大腸の募穴*であり、胃腸の働きを調えます。
臍の外側2寸です。

②胃兪：2点灸。胃の働きを調え、消化を助けます。
第12胸椎棘突起下の外側1.5寸です。

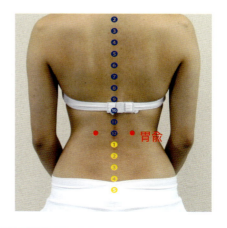

4. 気になる症状への熱敏灸 — 4.5 脂質異常症

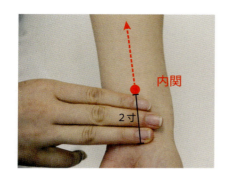

③ 内関（ないかん）：2点灸。熱感を心臓方向へ伝えます。胃気を調え、鬱結を散じます。

手関節前面の横紋中央の上2寸です。

④ 陰陵泉（いんりょうせん）：2点灸。熱感を腹部へ到達させます。体内の水分の流れを調えます。

膝を立てて、脛骨内側縁にとります。

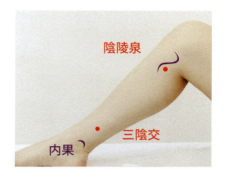

⑤ 豊隆（ほうりゅう）：2点灸。熱感を腹部へ到達させます。痰を除くための要穴であり、胃の働きを調えます。

外果の上8寸です。膝裏の委中＊から外果までが1尺6寸なので、およそその中間に位置します。

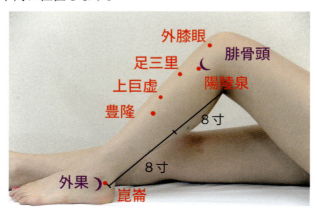

109

4.6　高血圧

高血圧のボーダー上の人で、頭痛、めまい、耳鳴り、動悸、目のかすみ、注意力散漫、記憶力低下などの症状がある人に適します。

以下のツボから1穴を選択し、2日に1回、計10行ないます。以降は毎月4回行ないます。

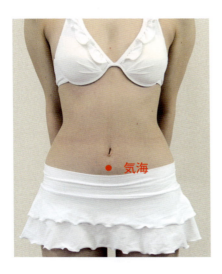

1 気海（きかい）：単点灸。生体エネルギーを補充して調えます。全身の経脈が疎通するのを助けます。

「気」とは、呼吸により人体から出入りする息であり、人身の元気*と各種の気病を指します。「海」とは、広大で深遠という意味です。

臍下1.5寸です。

2 人迎（じんげい）：2点灸。上昇している気を下降させます。

喉頭隆起（のど仏）の外側1.5寸で、動脈拍動部に取ります。

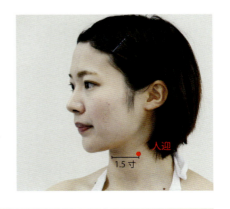

4. 気になる症状への熱敏灸 — 4.6 高血圧

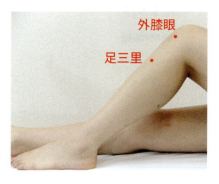

3 足三里（あしさんり）：2点灸。脾胃を調節して、湿を下降させます。
外膝眼の下3寸です。

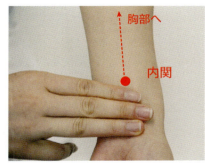

4 内関（ないかん）：2点灸。熱感を心臓方向へ伝えます。胃の働きを調えて、上昇している気を下降させます。手関節前面の横紋中央の上2寸です。

5 湧泉（ゆうせん）：2点灸。上昇している気を下降させます。

人体の最下部にあるツボです。足少陰腎経は、足少陽胆経からの流れを引き継いだ後に、湧泉から泉が湧き上がるように上昇していきます。

足底中央で、足趾（あしゆび）を曲げると最も陥凹（かんおう）する部位に取ります。

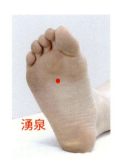

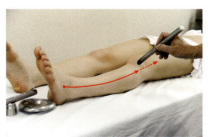

湧泉からのリレー灸

111

実践編——病気別の熱敏灸療法

4.7　激発法、養生灸（健康増進）

熱敏化現象が起こりにくい場合に行なう「激発法(げきはつほう)」です。
また「養生灸」として常日頃行なえば、健康維持に抜群です。

　中医学的には、生命エネルギーを補充する効果があると考えます。宋代に竇材(とうざい)が著した『扁鵲心書(へんじゃくしんしょ)』には、「健康なうちから、常に関元＊・気海＊・命門＊・中脘＊にお灸をしていると、不老不死とまではいかないが、100歳までは生きることができる」と書かれています。

　「激発法」として行なう場合には、各15〜20分間、温和灸法を行ないます。

　「養生灸」として行なう場合には、1〜2穴を選択して、毎日1回、10回を1クールとします。各クール間は2〜5日あけ、計2〜3クール行ないます。

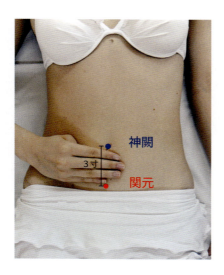

1 関元(かんげん)：単点灸。

　臍下3寸（4横指）です。

　「関」は、しまっておくこと、「元」は元気のことで、「関」「元」ともに「非常に大切」という意味があります。

4. 気になる症状への熱敏灸 — 4.7 激発法、養生灸

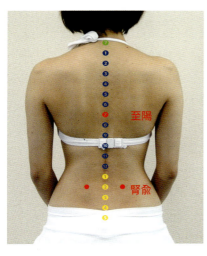

2 至陽：単点灸。

第7胸椎棘突起下です。左右の肩甲骨下角を結んだ線と背骨が交わるところにあります。（P122参照）

3 腎兪：2点灸。

第2腰椎棘突起下の外側1.5寸です。

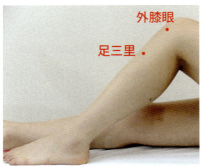

4 足三里：2点灸。

外膝眼（膝を曲げてできる外側のくぼみ）の下3寸（四横指）にあります。

腹部の上・中・下の三部の諸症状を治療できること、また外膝眼（P132参照）の下3寸にあることから、三里と呼ばれており、手三里と区別するために足三里と呼ばれます。

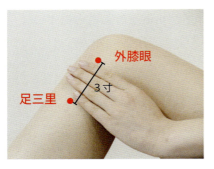

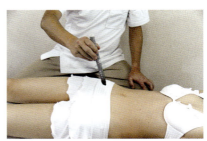

関元への単点灸

113

実践編──病気別の熱敏灸療法

●**未病を治す**：紀元前5世紀頃に、扁鵲（秦越人）という名医がいました。彼は軒轅時代（黄帝は姓を姫、号を軒轅といいます）に活躍した扁鵲のように優れていたことから号を扁鵲といい、現在でも著名な鍼灸師は「扁鵲の再来」と称賛される程です。

扁鵲は3人兄弟で、3人とも名医でした。ある日、魏王が「おまえ達兄弟3人のうち、誰の技術が一番優れているか？」と尋ねました。扁鵲は「長兄が一番です」と答えると、「長兄は発症しないうちに治療してしまうので、誰も兄が病源を取り除き、未然に防いでいることを知りません。私は症状が重くなってから治療します。私が脈をとり、薬を処方し、鍼を打って治療するのを目にした人々は、誰もが私の医術の方が優れていると誤解するでしょう」と続けました。

また『黄帝内経・素問』四気調神大論篇には次のような条文があります。「聖人は已病を治療するのではなく未病を治療します。すでに乱れたもの（政治、健康）を治すのではなく、乱れないうちに治すということです。大病になってから薬を飲む、乱れてから治すというのは、咽が渇いてから井戸を掘る、戦いが始まってから武器をつくるようなもので、それでは遅いのです！」。つまり病気になってから治療法を考えるのではなく、予防措置をとることによって病気を未然に防ぎなさいと述べています。これを「治未病」といい、中医学の基本思想になっています。

114

知 識 編

──本書で使用した専門用語

1. ツボについて

1.1 『黄帝内経』霊枢によれば

　『黄帝内経』は『素問』と『霊枢』からなり、戦国時代（BC403 〜 BC222）、または前漢（BC206 〜 BC8）頃に著されたとされる医学書籍で、2,000 年以上にわたり漢方薬や鍼灸を専門とする人々のバイブルとされてきました。まさに東洋医学界における御印籠のようなものです。その『霊枢』背腧（注 P121）に、「肺腧在三焦之間，心腧在五焦之間，膈腧在七焦之間，肝腧在九焦之間，脾腧在十一焦之間，腎腧在十四焦之間．皆挟脊相去三寸所，則欲得而験之，按其処，応在中而痛解，乃其腧也．灸之則可，刺之則不可」という記載がみられます。（下線部はツボ名です。「焦」は「椎」つまり「椎骨」と解釈します。）

　波線部に注目して下さい。「どれも背骨を挟んでたがいに 3 寸所はなれている。正確にツボを取れたか確かめようと思うなら、その場所を按えてみれば、反応があり、しかも痛みが解除される、つまりそこが腧穴である」とあります。では 3 寸はどうやって測定するのでしょう？　寸とか尺を測れる物差しを購入する必要などありません。自分自身の骨を使った骨度法という独特の測定法を使用します。

知識編──本書で使用した専門用語

1.2　骨度法とは

　ツボが発見されて以来、ツボの位置を特定し、また伝承していくためには、その位置を言葉で表現する必要がありました。太っている人、痩せている人、背の高い人、低い人など様々な体格の人に対して対応するべく考えられたのが、骨度法です。これは『霊枢』骨度の記載に基づいて決められたもので、その人の骨の長さを基準としています。

　単位は「寸」で表記しますが、実際にはその人の手指の長さなどを基準にした同身寸を使います。

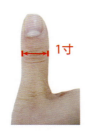

1寸。拇指指節間関節の横幅です。

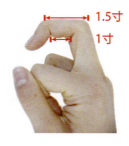

1寸。中指指節間関節の内側にできる横紋間の長さです。

1寸5分。中指指節間関節の背側の長さです。

1. ツボについて — 1.2 骨度法とは

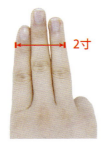

2寸。三横指ともいいます。示指、中指、薬指を合せた時の遠位指節間関節の横幅です。

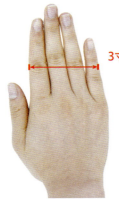

3寸。四横指ともいいます。示指、中指、薬指、小指を合せた時の近位指節間関節の横幅です。

トリビア

『霊枢』骨度には、足底の長さと上腕の長さはどちらも「1尺2寸」と記載されています。つまり前腕が長い人は足も大きいだろうと想像できるわけです。

知識編——本書で使用した専門用語

1.3　おまけ

　ここから先はちょっと難しくなりますので、余裕のある時に気楽に読んで下さい。

　先程の訳文に戻りましょう。「どれも背骨を挟んでたがいに３寸所はなれている」の部分に注目して下さい。「所」に「ばかり」とルビをふってあります。「所」は、名詞であれば「ところ」と読むのですが、助詞として使っている場合には「ばかり、およそ、だいたい」という意味がある（『全訳漢辞海』三省堂）ので、あえて「ばかり」とルビをふりました。現在のように漢字が豊富でなかった2,000年前には、「所」は「許」の意味でも使われていました（『全訳漢辞海』によれば、「許」も「ゆるす」という動詞だけでなく、「···ほど、ばかり」という数詞として使用されていました）。つまり助詞として捉えるなら、「だいたい３寸位」という意味になります。

　さらに読んでいきましょう。「背骨を挟んで、だいたい３寸くらいはなれており」、そこを「按えると反応があって、痛みが解除される、そこが腧穴（ツボの正式名称です。P121参照）である」とあります。つまり、ツボの場所を示す３寸という長さは「およそ」のものなので、「刺激を加えてみて、反応があるところ」をツボとして使いなさい、ということになります。これを棒灸に置き換えてみるなら、「棒灸の刺激を与えて、熱敏化現象が起こる」ところにお灸をすればよいのです。本書で「厳密にツボを取る必要はありません」と解説したのにはこういった意味があり、逆に考えてみるならば、「反応がなければツボではない」ということになります。そもそも病気でない健康体にはツボは出現しないし、ツボでないところに刺激を加えても病気は変化しないということですね。

120

1. ツボについて — 1.3 おまけ

上で「腧穴」がツボの正式名称であると説明しました。「ちょっと待って！　学校の教科書では経穴となってるけど？」と思われた方もいらっしゃると思います。「経穴」とは「経絡上にある穴」という意味で使われています。それ以外のツボについて、現在では「十四経（「2. 経絡について」で説明します）上にある361個以外のものは、すべて経外穴と呼ぶ」と定義されました。でも「印堂」というツボは督脈上にあるのに、経外穴とするのはおかしいので、「経外穴」を「奇穴」と「新穴」に分類しようという試みもあります。「奇穴」とは、「按えると反応があって、痛みが解除される」ツボ（このようなツボを「阿是穴*」と呼びます）から発展したものです。「新穴」とは、現代になってから発見されたものを指します。

とはいえ、そもそも経穴自体も昔の経験をまとめてグループ化したものなので、ここでは経絡上にあるかどうか必要以上に神経質になる必要はないでしょう。すでに説明しましたように、現在では「所」を無視（または名詞として解釈）して、既存のツボからちょっと離れた場所にあればすべて「新穴」としたために、「新穴を発見した」という人が次から次へと現れる？　といった奇妙な現象も生じることになってしまいました。

さらに波線部の次を読んでみましょう。「これらの腧穴には灸をするのが最適であり、みだりに鍼を刺してはならない」とあります。昔には解剖学的知識が乏しく、また現在のような細く滑らかな鍼がなかったため、背中に鍼を刺して事故が多発したのだろうと推測されます。いずれにせよ、背中のツボにはお灸が最適だということですね。

「腧」の読み：『大漢和辞典』には、①シュ：人体の穴道の名、②ユ：腧腧は媚びるさま、とあります。本書では、『霊枢』背腧の場合は「ハイシュ」と読み、ツボを指す「腧穴」については鍼灸界の慣用により「ユケツ」と読んでいます。

「兪」「輸」の読み：「シュ」と読むか、「ユ」と読むかは辞典によってまちまちなため、ここでは同じく慣用的に「ユ」と読んでいます。

知識編——本書で使用した専門用語

1.4　背部のツボ

　背部の骨は、頸椎7個、胸椎12個、腰椎5個、（仙椎5個）から構成されます。

(1) 棘突起
きょくとっき

　背骨を上から下に触ってみると、ゴツゴツした凹凸を触れると思います。この凸部が棘突起です。棘突起下とは、この凹部のことです。
とつぶ　　　　　　　　　　　　　　　　　　　　　　　　　おうぶ

　本書では、写真上の番号は棘突起下の凹部を示しています。

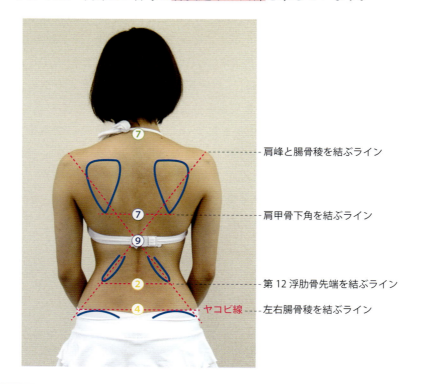

肩峰と腸骨稜を結ぶライン

肩甲骨下角を結ぶライン

第12浮肋骨先端を結ぶライン

ヤコビ線　左右腸骨稜を結ぶライン

122

1. ツボについて — 1.4 背部のツボ

⑦**第7頸椎棘突起下**：背筋を真っ直ぐ伸ばして坐り、首を下に向けた時、頸部に一番大きく出っ張っている骨が第7頸椎棘突起です。その下の陥凹部に大椎（かんおうぶ だいつい）というツボがあります。

⑦**第7胸椎棘突起下**：左右の肩甲骨の下角を結んだ線と背骨が交わる点です。至陽（しよう）というツボがあります。

⑨**第9胸椎棘突起下**：右肩峰（右肩の先端に触れる骨）と左腸骨稜（左側の腰骨）とを結んだ線と、左肩峰と右腸骨稜を結んだ線が、背骨と交わる点が第9胸椎棘突起に相当します。左右外側1.5寸に肝兪（かん ゆ）というツボがあります。

②**第2腰椎棘突起下**：第12浮肋骨の先端を結んだ線と背骨が交わる点です。命門（めいもん）というツボがあります。

④**第4腰椎棘突起下**：左右の腸骨稜を結んだ線（ヤコビ線といいます）と背骨が交わる点が、第4腰椎棘突起に相当します。腰陽関（こしようかん）というツボがあります。

　以上の5点が背部のツボを決定するためのランドマークとなります。

123

(2) 背部兪穴

背部にある太陽膀胱経上のツボで、臓腑の異常を治療することができるとされます。背骨の棘突起下の陥凹部から、1.5寸外側、3寸外側にあります。

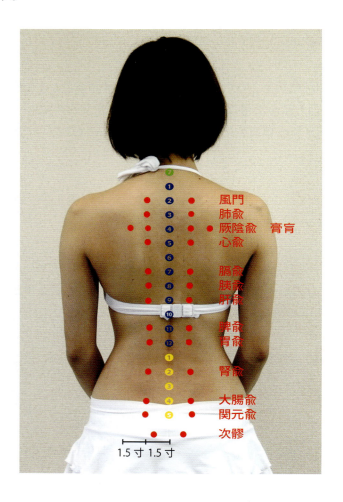

1. ツボについて — 1.4 背部のツボ

風門：第2胸椎棘突起下の外側1.5寸。

肺兪：第3胸椎棘突起下の外側1.5寸。

厥陰兪：第4胸椎棘突起下の外側1.5寸。

膏肓：第4胸椎棘突起下の外側3寸。

心兪：第5胸椎棘突起下の外側1.5寸。

膈兪：第7胸椎棘突起下の外側1.5寸。

膵兪：第8胸椎棘突起下の外側1.5寸。

肝兪：第9胸椎棘突起下の外側1.5寸。

脾兪：第11胸椎棘突起下の外側1.5寸。

胃兪：第12胸椎棘突起下の外側1.5寸。

腎兪：第2腰椎棘突起下の外側1.5寸。

大腸兪：第4腰椎棘突起下の外側1.5寸。

関元兪：第5腰棘突起下の外側1.5寸。

次髎：第2後仙骨孔の上。

125

(3) 華佗夾脊穴と督脈上のツボ

さらに華佗夾脊穴（かだきょうせきけつ）と呼ばれるツボがあります。これは頸椎、胸椎、腰椎の棘突起下から0.5寸（1寸とする説、また0.5～1寸とする説もあり）外側です。

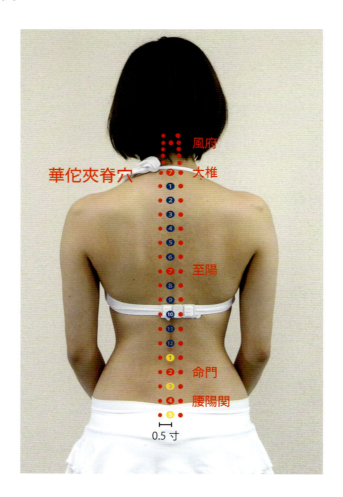

1. ツボについて — 1.4 背部のツボ

背部にある督脈上のツボ：

風府：外後頭隆起の下で、後髪際の上1寸。

大椎：第7頸椎棘突起下。

至陽：第7胸椎棘突起下。

命門：第2腰椎棘突起下。

腰陽関：第4腰椎棘突起下。

華佗夾脊穴

　ツボ名になっている華佗（華陀）とは、後漢末に活躍した著名な外科医です。『三国志』に登場する曹操の治療をしたこと、また麻沸散（主薬は莨菪子〔天仙子〕であるといわれます）を発明して生薬による麻酔手術を行なったことで有名です。最後には曹操の怒りをかい殺されましたが、処刑前に医学書などを詰め込んだ青い袋を、お世話になっていた牢番にプレゼントしました。華佗の死後、その牢番は医療を行なって彼の医術を伝えたことから、中医師のことを「青嚢（青い袋という意味）」と呼ぶようになりました。

華佗夾脊穴の主治（『簡明中医辞典』より）			
頸1〜頸7	頭部・頸部疾患	胸5〜胸12	上腹部臓器疾患
頸4〜胸1	上肢疾患	腰1〜腰5	骨盤腔内臓器疾患
頸3〜胸9	胸郭および胸腔内臓器疾患	腰2〜腰5・仙椎	下肢疾患、骨盤腔内臓器疾患

知識編──本書で使用した専門用語

1.5　腹部のツボ

腹部正中線上のツボでは、神闕（おへそ）が基準となります。

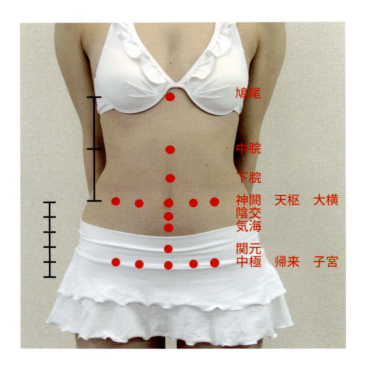

　中脘：神闕の上４寸。みぞおちと臍の中間です。

　下脘：神闕の上２寸。

　神闕：へそ

1. ツボについて ― 1.5 腹部のツボ

陰交（いんこう）：神闕の下１寸。

気海（きかい）：神闕の下1.5寸。

関元（かんげん）：神闕の下３寸。

中極（ちゅうきょく）：神闕の下４寸。

天枢（てんすう）：神闕の外側２寸。

大横（だいおう）：神闕の外側3.5寸。

帰来（きらい）：天枢の下４寸、中極の外側２寸。

子宮（しきゅう）：中極の外側３寸。

上腹部のツボの取り方：
　鳩尾（みぞおち）から神闕（臍）までを２等分した点が中脘（ちゅうかん）です。
　さらに中脘から神闕までを２等分した点が下脘（げかん）になります。

下腹部のツボの取り方：
　神闕から恥骨（ヘソから真っ直ぐ下がっていくと触れる骨）までの長さを５等分し、その1/5を１寸とします。

129

1.6　顔面のツボ

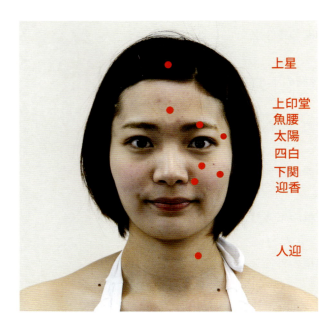

上星：正中線上で髪際の上1寸。

上印堂：印堂（眉間中央）の上。

四白：瞳孔の下1寸。

迎香：鼻孔の外側0.5寸。

1. ツボについて — 1.6 顔面のツボ

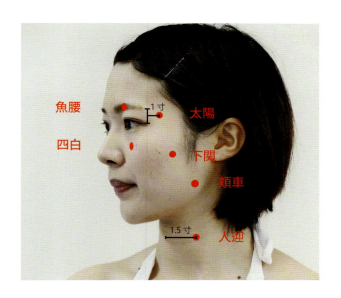

^{ぎょよう}
魚腰：眉毛中央。

^{たいよう}
太陽：眉毛外端と外眼角との中央から後1寸。

^{げ かん}
下関：頬骨弓中央の下際陥凹部。

^{きょうしゃ}
頬車：耳垂下端と下顎角の間の陥凹部。

^{じんげい}
人迎：喉頭隆起（のど仏）の外側1.5寸。

1.7　肘と膝のツボ

(1) 膝周囲のツボ
膝蓋骨（膝のさら）が基準になります。

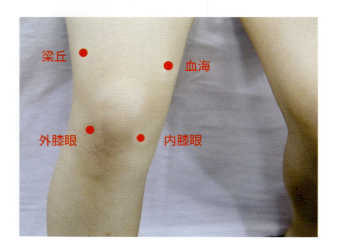

梁丘（りょうきゅう）：膝蓋骨外上角の上2寸。

血海（けっかい）：膝蓋骨内上角の上2寸。

外膝眼（がいしつがん）：膝を立て膝蓋骨下外側の陥凹部。

内膝眼（ないしつがん）：膝を立て膝蓋骨下内側の陥凹部。

1. ツボについて ― 1.7 肘と膝のツボ

(2) 膝裏のツボ

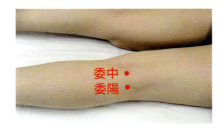

委中（いちゅう）：膝窩横紋の中央にとります。

委陽（いよう）：三焦の下合穴（しもごうけつ）＊です。委中と水平で、膝窩横紋の外側端で大腿二頭筋の内縁に取ります。

(3) 肘のツボ

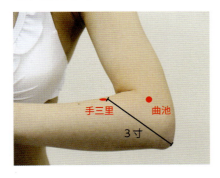

曲池（きょくち）：肘を曲げてできる肘窩横紋の外方で、池のように陥凹した部位に取ります。

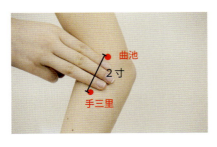

手三里（てさんり）：曲池の下2寸（三横指（さんおうし））で、長・短橈側手根伸筋の間に取ります。古代には里とは寸の意味があったという説もあります。肘を曲げて肘の尖端から3寸の位置です。

133

知識編──本書で使用した専門用語

1.8　下腿のツボ

(1) 下腿外側（陽経上）

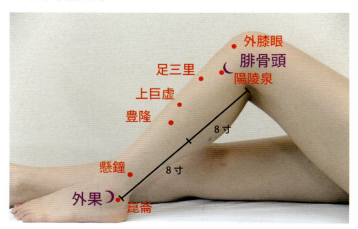

ようりょうせん
陽陵泉：膝を立て腓骨頭前下際。

あしさんり
足三里：膝を立て外膝眼の下3寸。

じょうこきょ
上巨虚：膝を立て足三里の下3寸。

ほうりゅう
豊隆：外果（そとくるぶし）の上8寸（下腿の中間）で、その外側1寸。

けんしょう
懸鐘：指を外果から腓骨沿いに滑らせていき、骨が触れなくなるところ。外果の上3寸。

134

1. ツボについて ― 1.8 下腿のツボ

崑崙（こんろん）：外果の最高点とアキレス腱との間。

(2) 下腿内側（陰経上）

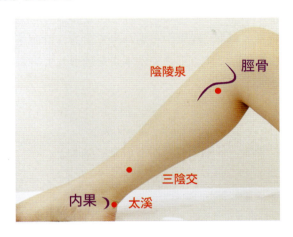

陰陵泉（いんりょうせん）：膝を立て脛骨内側の骨際。

三陰交（さんいんこう）：内果（うちくるぶし）の上3寸。

太谿（たいけい）：内果（ないか）の最高位で、アキレス腱との間の陥凹部。

三陰交

　古来より妊婦には禁灸穴とされていましたが、日本では安産（妊娠5ヵ月以降）や逆子の治療にも使用されています。妊娠中の方は専門家の指示に従ってください。

知識編——本書で使用した専門用語

2. 経絡について

　経絡とは、経脈と絡脈（経脈から別れ出て全身に分布する分支をいいます）を総称した名称です。ここでは本書を理解していただくための簡単な説明にとどめます。

十四経とは：
　正経十二経に督脈・任脈を加えたものをいいます。

2.1　正経十二経

　以下は大まかな経絡の循行ルートです。

手の三陰経脈：体幹から始まり、手指に向かい、手指に終わります。
　①手の太陰肺経：中焦⇒（肺［大腸］）⇒拇指
　⑤手の少陰心経：心中⇒（心系［小腸］）⇒小指
　⑨手の厥陰心包経：胸中⇒（心包絡［三焦］）⇒薬指

手の三陽経脈：手指に始まり、体幹に向かい、顔面・頭部に終わります。
　②手の陽明大腸経：示指⇒（大腸［肺］）⇒鼻孔
　⑥手の太陽小腸経：小指⇒（小腸［心］）⇒内眼角
　⑩手の少陽三焦経：薬指⇒（三焦［心包］）⇒外眼角

136

2. 経絡について — 2.1 正経十二経／2.2 督脈・任脈

足の三陽経脈：顔面・頭部に始まり、体幹に向かい、足趾に終わります。

③足の陽明胃経：鼻⇒（胃［脾］）⇒中趾の母趾側

⑦足の太陽膀胱経：内眼角⇒（膀胱［腎］）⇒小趾

⑪足の少陽胆経：外眼角⇒（胆［肝］）⇒第4趾

足の三陰経脈：足趾に始まり、体幹に向かい、顔面・頭部に終わります。

④足の太陰脾経：母趾⇒（脾［胃］）⇒舌

⑧足の少陰腎経：小趾⇒（腎［膀胱・心］）⇒舌

⑫足の厥陰肝経：母趾⇒（肝［胆］）⇒頭頂。支脈は肝から出て肺に注ぐ。

　経絡の流れは、①からスタートして②→③→・・・の順序で循行し、⑫で終わると、また①へ戻り、止る事なく続きます。このエンドレスな流れをスムースに保つこと、これこそ東洋医学の目指すところです。

2.2　督脈・任脈

　督脈・任脈および衝脈（奇経八脈のひとつ。詳細は省略します）は、どれも胞宮（子宮。男性では精室が相当します）から起こって会陰に出ていることから、「一源三岐」といわれます。督脈は背部正中線上を、任脈は腹部正中線上を上行して、生命エネルギーを身体の前後正中線上に運搬しています。任脈と衝脈は督脈の別名であるとも考えられているので、胞宮と関連が深いとされる「関元（任脈上のツボで、臍下3寸）」に棒灸をすることにより、生命エネルギーを調整することができます。

知識編──本書で使用した専門用語

また任脈と衝脈は月経・妊娠・出産・哺乳に関連するとされ、それらに関する病気では「関元」が非常に重要なツボとなります。

2.3　各経絡の循行部位

　おおまかに分けると、足の太陽経は体の背部、足の陽明経は体の前面、足の少陽経は体の側面部を、また足の三陰経は下肢内側を分担しています。頭部では、額や顔面は陽明経、耳や頬などの側頭部は少陽経、後頭部は太陽経、頭のてっぺんは厥陰経が分担しています。

　これにより、人体のある部位に病変を生じた場合には、その部位を分担している経絡に問題を生じたのではないかと考えます。例えば側頭部に痛みがある場合には、少陽経に問題があるのでは？　と推測します。

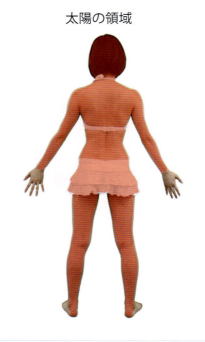

太陽の領域

2. 経絡について — 2.3 各経絡の循行部位

少陽の領域　　　　　　　陽明の領域

☆経絡による頭痛の分類

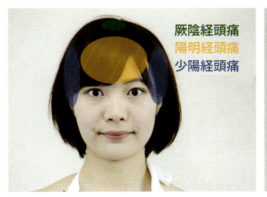
厥陰経頭痛
陽明経頭痛
少陽経頭痛

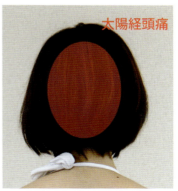
太陽経頭痛

2.4　経筋(けいきん)

　『霊枢』経筋によれば、「四肢末端から起こり、関節に結び付き、頭部顔面部に終わる」とあります。全身の筋肉を十二経脈によって分類したものです。

脈診(みゃくしん)

　脈診は中医学独特の診察法です。

　「未病を治す」で扁鵲(へんじゃく)について紹介しましたが、彼はわずか３本の指で患者の脈に触れると、即座に病気を理解したといわれます。扁鵲が触れた部位は寸口脈(すんこうみゃく)といい、手関節の拇指側に拍動している脈のことです。寸口脈の部位には肺経が循行しているのですが、中医学では「肺は百脈を朝(あつ)める」といい、五臓六腑の気血はすべて百脈を通じて肺に集まっているので、五臓六腑の気血の状態はすべて寸口脈に反映されていると考えます。

　封建社会においては、医師が直接皇后や皇女の肌に触れることはできませんでした。後漢に活躍した郭玉(かくぎょく)は、すだれの先に宦官(かんがん)と侍女をたたせ、片手ずつ出させたその脈を診察するという、和帝が出した難題をクリアーしました。

　また清朝では、糸の先端を直接患者の寸口脈上に結びつけ、その一端を通じてしか診察することが許されていませんでした。これを「懸絲診脈(けんししんみゃく)」といいます。清朝の皇室では実際に「懸絲診脈」が行なわれていましたが、御医たちは診察前にお付きの宦官や女中たちから詳細なデータを入手しており、それらを総合させて診断していたということです。

3. 臓腑経絡学説

　正経十二経の名称で、手の太陰肺経とか、手の陽明大腸経などという
名称を紹介しました。肺とか大腸といった名称の前に、太陰とか陽明と
かいう見慣れない名前が付いています。これは本来別々なものであった
陰陽学説、臓腑学説、経絡学説を融合させる事により出来上がった名称
だからです。

　経脈は、手太陰肺経から始まって順序よく体内を循環しています。循
環しながらある臓腑に入ると、そこでその臓腑から気・血が補給され、
さらに循環し続けていくとイメージして下さい（あくまでもイメージで
す）。例えば、手の太陰肺経は他の経脈に比べて肺の気が豊富に含まれ
ていますし、また経脈によって気の量や血の量に違いがあるとされま
す。このようにして臓腑と経絡とを結びつけることにより人体の構成が
認識され、東洋医学的な治療体系が形成されていく基盤ができあがりま
した。そのため「臓腑は経絡の本源であり、経絡は臓腑の枝葉である。
経絡に精通すれば、陰陽表裏、気血虚実がひと目で明らかになる」とい
われます。

　経絡は経絡図上では2次元で表わされますが、人体は3次元であるた
め、浅い、深いといった違いもあります。お灸をする上では、大体の走
行部位を知っておく程度で問題はありません。

知識編——本書で使用した専門用語

4. 経脈や気は存在するのか？

「気」というと、人を豪快に投げ飛ばすシーンを想像する方もいらっしゃるかと思いますが、中医学でいう「気」はそれとは異なった概念です。中医学では、ある物質のもつ働き、機能を含めて「気」ということばで表現します。『黄帝内経*』にはどんなことが書かれているのでしょうか？

『霊枢』経脈には、「経脈は気血が全身に運行するための通路なので、病気を治療するには、虚実を調節して、必ず通じさせなければならない」と述べられています。これによれば、経脈って血管のことかな？　と想像させられます。「経脈には気血が流れている」ということについて考えてみましょう。筋肉は神経の働きによって動くことはよく知られていますが、内臓の働きはどうでしょうか？　もちろん自律神経によって調整されているのですが、人体にはホルモンという物質が存在することも知られています。多くは脳の下垂体から分泌され、血液を流れて、標的臓腑に作用します。このホルモンの働きも「気」の作用と捉えることができると思いませんか？　科学が発達していなかった2,000年以上もの昔に、このような作用があると捉えていた先人の直感力には本当に驚かされます。現在ではまだ経絡の存在は認められていませんが、『黄帝内経』を著した先人が現在を想像できなかったように、将来には経絡の存在が認められることになるかもしれないなんて、夢のある話ではありませんか。

142

4. 経脈や気は存在するのか？／5. 本書で使われている中医学用語

5. 本書で使われている中医学用語

　本書で使用した中医学用語を簡単に解説します。中国伝統医学では、数千年もの歴史のなかで様々な理論が展開されており、それを都合良くまとめ上げたものが現代中医学です。ここでは本書の内容を理解する上での概念的な説明にとどめました。さらに詳しくお知りになりたい方は中医基礎理論、ひいては『黄帝内経』をお読みになることをお薦めいたします。

[1] 気・血・津液 (水)

　人体では気・血・津液が循環することにより生理活動が営まれており、この気・血・津液に問題を生じると病気になると考えます。中国語で「水」とは、「water」だけでなく「液体」というニュアンスもあり、体内の液体すべてを含むことから、ここでは「すい」と読みます。「血」も西洋医学でいう血液とは微妙な違いがあるので、「けつ」と読みます。特に「気は血を帥いる。血は気の母である」といわれ、気と血の間には非常に深い関係があります。気・血・津液には、その存在部位や働きによって様々な名称がつけられています。

[2] 痛み

　中医学では「通じないから痛む」「栄養されないから痛む」といいます。これは気・血・津液の滞りが原因で痛みが生じると考えるからです。そのため痛みに対する治療では、「流れを邪魔しているものを除く（瀉法）」「流れる物質を十分に与える（補法）」ことにより、「流れをよく

143

知識編——本書で使用した専門用語

する」ことが主体になります。実際には、「冷え」と「胃腸症状」がキーポイントになります。

[3] 陰陽

本書では、陰は「物質」、陽は「エネルギー（機能活動）」の意味で使っています。

陰：血・津液（水）など、目にみえる物質を指し、肉体なども含みます。

陽：気などを指し、生命エネルギー、機能などの意味で使っています。

[4] 五臓六腑

五臓：肝・心・脾・肺・腎。

六腑：胆・心包・胃・大腸・膀胱・三焦。

中医学でいう五臓は、西洋医学でいう肝臓・心臓・脾臓・肺臓・腎臓とは微妙な違いがあり（脾と脾臓とは大きな違いがあります）、中医学ではその機能をも含めたものを五臓と呼んでいます。六腑についても同様です。

[5] 風邪、寒邪、湿邪、正気

風・寒・湿ともに自然界に普通に存在しているものですが、気候変化によりその状態が異常となったり、人体の抵抗力が不足していたりすると、人体にとっては有害な存在となります。そのような人体に損害をもたらすものを風邪、寒邪、湿邪と呼びます。これらは単独で、または2つ以上が合体して人体を襲撃したりします。秋から冬にかけて冷たい風（風寒）が吹くと身体は縮こまりますし、夏に湿気を含んだ風（風湿）が吹くと身体は重くなりますが、それと同じ事が体表や体内で起こっていると考えます。また「風は善く行る」「上部には風しか到達できない」と

144

いわれ、遊走性の疾患や、頭部・顔面部の病気は風邪が原因であるとされます。

このように人体にとって有害で発病原因となるものを邪気と総称し、それに対して人体の抵抗力を正気といい、免疫力などが相当します。

[6] 虚と実

実：邪気が盛んな状態をいいます。

虚：正気が不足している状態をいいます。陽虚、陰虚、血虚、気虚など。

[7] 瘀血

経脈外に出た血、また経脈内や臓腑内に滞った血を指し、目に見える瘀血と、目に見ることのできない瘀血とがあります。どちらも痛みの原因となり、「慢性化した病気には瘀血の存在を疑え」といわれます。日本では「ふるち」とか「血の道」と呼ばれたりします。

[8] 痰・飲・湿

体内の正常な水分以外のもので、粘っこいものを痰、希薄なものを飲といいます。どちらも病理的な産物で、様々な病気を引き起こし、「不思議な病気や難病には痰が関係する」といわれます。痰のなかでも特に汚濁したものを痰濁と呼び、重篤な疾患の原因となります。

湿は内湿ともいい、脾の運化機能が低下（水分代謝の低下）して水分が停滞したものをいいます。湿の性質はベトベトしており、気の流れを妨げるため、全体的におもだるい症状が出現します。

[9] 臓腑の気とその働き

気は体内を循環することにより、臓腑や器官を結び付け、人体の働き

を正常に保っています。また各々の臓腑にも正常な気の流れがあり、気の循行を助けています。たとえば脾は昇を、胃は降を主っており、胃の降気作用が異常となって胃気が上逆すると、悪心・嘔吐、シャックリなどを生じます。また血圧の上昇は太陽膀胱経の気の異常な上昇によるものと考えます。呼吸に関しては、肺は呼気、腎は吸気を主っており、肺気が上逆すると咳や喘が起こります。肝は疏泄（疏：疏通すること。泄：発散）を主っており、気機（昇降や出入など、気のあらゆる動き）を疏通する働きがあるとされ、肝気が上逆するとめまいを生じて意識障害を起こす原因となります。そして全身の気機がスムースになるよう調整し、同時に津液をコントロールしているのが三焦です。

[10] 衛気・営気

「気には存在部位によって名称がある」と説明しましたが、脾胃の働きによって食事から作られる気のうち、経脈外をめぐり、すばやく活発な性質をもつものを衛気と呼び、経脈中をめぐり、動きが遅いものを営気と呼びます。

衛気は、昼間は人体の陽の部分をめぐっており、夜になると体内の陰の部分に入ります。その働きによって人は眠ることができるので、不眠症とは陰陽にアンバランスを生じ、衛気が陰のなかに入れなくなったものと考えます。

[11] 先天の気・後天の気・元気

「先天の気」とは、父母から受け継いだもので、生まれながらにして備えている生命エネルギーのようなものです。それに対し「後天の気」とは、出生後に呼吸、食事などにより得られた生命エネルギーを指します。先天の気は、後天の気によって補充され続けており、DNAもそのひとつと考えることができます。

元気とは人体で最も重要な気で、「原気」「真気」とも呼ばれ、生命活動の原動力となるものです。「元気ですか？」と挨拶するのは、「生命活動はしっかり行なわれていますか？」という意味があるのでしょうか？

[12] 神

中医学で「神」という場合、大きく分けて３つの意味があります。１．自然界の物質を変化させる機能（破壊と創造をするシバとブラフマーのような、いわゆる「神様」です）。２．人体のあらゆる活動。３．精神や意識、特に高度な精神活動。

このうち３番目の「高度な精神活動」を示す「神」をさらに細かく分類したものが神・魂・魄・意・志で、それぞれ心・肝・肺・脾・腎に蔵められていると考えます（『霊枢』本神）。

神：男女の精が交わることによって構成される生命活動をいいます。

魂：神気が人体から出入りすることにより行なわれる精神活動をいいます。

魄：精の本能的な行動にしたがうものをいいます。

意：心であれこれと考えることをいいます。

志：意のプロセスを経て決定されたものをいいます。

これらの精神活動が過度になると、それを蔵めている臓腑に影響が及んで病気になりますし、また逆に臓腑に病気が生じると、こられの精神活動に影響すると考えます。中国医学では「病は気から」の考えを非常に大切にしていることがわかります。

[13] 腎と生殖機能

先に少し触れましたが、『霊枢』本神には「天が人に与えるものは『徳』であり、地が人に与えるものは『気』である。天の徳と、地の気が交わり、陰・陽が結合することによって万物が生じ、それによって人間

147

知識編──本書で使用した専門用語

も存在することができる」と述べられています。このような人間の生命の根本となる物質を精と呼び、男女それぞれの精が結合することにより人間が生じると考えます。前置きが長くなりましたが、この「精」という物質を貯蔵している場所が腎なのです（腎にはこのほかにも多くの働きがあります）。そのため、生殖器関係の病気は腎と切っても切れない関係にあります。また『素問』六節蔵象論篇には「腎の華は髪にあり、骨を充す」とあり、髪や骨の病気とも深い関係があります。

　余談になりますが、ここで「2.経絡について（P136）」に戻って、経絡の走行について再度考えてみましょう。両手を万歳した格好の人間を想像してみてください。手と足の陽経はすべて上から下へ、また手と足の陰経はすべて下から上へと流れているではありませんか！　つまり陽経とは「天の徳」を、陰経とは「地の気」を受け取るためのものであり、天と地の間に相当するのが体幹部であり、そこにある五臓六腑こそが人間に相当します！　次で説明しますが、その経絡の不調を調整できるのが、手と足にある経穴（特に五行穴と呼ばれており、合穴*もそのひとつです）であり、経絡の不調により病気を生じた場合に使用します。また臓腑に直接生じた不調を調整できるツボは募穴*と呼ばれます。

[14] 合穴

　五行穴のひとつで、肘関節、膝関節の部位にあります。そこでは各河流が一緒になって海に流れ込むかのようであることから、合穴と呼ばれています。十二経にはそれぞれひとつの合穴があり、六腑の病の治療に使用されます。

　下合穴：上肢を循行している経絡の合穴は肘関節にあるのですが、手の三陽経（手陽明大腸経、手太陽小腸経、手少陽三焦経）には膝関節部位にも合穴（上巨虚、下巨虚、委陽）があり、足の三陽経の合穴と合わせて（六腑の）下合穴と呼びます。

5. 本書で使われている中医学用語

[15] 募穴

多くは腹部にあります。「募」には集めるという意味があり、経絡の気がたくさん集まる場所とされ、臓腑の病気を治療する場合に使われます。

[16] 八会穴

臓・腑・気・血・髄・脈・筋・骨の精気が集まるツボです。
臓会：章門。臓の疾患に使用します。
腑会：中脘。腑の疾患に使用します。
気会：膻中。気の異常に使用します。
血会：膈兪。血の疾患に使用します。
髄会：絶骨（懸鐘）。髄の疾患に使用します。
脈会：太淵。脈の疾患に使用します。
筋会：陽陵泉。筋の疾患に使用します。
骨会：大杼。骨の疾患に使用します。

[17] 遠隔治療

病所から離れた部位に刺激を与えて病気を治療する方法です。熱敏灸療法ではお灸による得気を重要視するので、経絡の走行を利用した遠隔治療がよく行なわれます。背中にお灸するとお腹が温かくなるのもその一種なのですが、この場合は陰（腹部）の病を陽（背部）で治療するという意味から、特に「陰病陽治」と呼ばれます。

よい空気を吸って、正しい**食事**をし、体内を**循環**する流れをよくする。健康法はこれに尽きますね。

知識編——本書で使用した専門用語

6. 孫思邈の養生法

　孫思邈は唐代の人物で、薬王と呼ばれた医者です。道教の道士としても有名で、141歳まで生きたという伝説や、中国の四大発明とされる火薬を発明したともいわれています。現在よりも生活条件が劣り、科学が未発達であった古代において、孫思邈が長生きできた秘訣はどこにあったのでしょうか？　孫思邈養生十三法として現在まで伝えられている養生法を紹介いたします。

①髪を梳く：左右の手掌を36回擦って温かくし、前額部から上方に向けて梳いてきます。後頭部まで行ったら、頸部を通って戻ります。

②目を動かす：目を閉じ、その後力いっぱい目を見開き、眼球を左・上・右・下の４方へと円を描くように動かします。次に再び目を閉じ、力いっぱい目を見開いたら、右・上・左・下の４方へと円を描くように動かします。これを３セット繰り返します。次に手掌を36回擦り、熱くなった手掌を目に当てます。近視を矯正することができます。

③歯を鳴らす：口を軽く閉じ、上下の歯を互いに咬み鳴らします。強い力は必要ありませんが、音がする程度の強さで、軽くゆっくりと36回咬み鳴らします。胃腸の吸収力を増強すると共に、むし歯の予防にもなります。

④玉津を漱ぐ：玉津とは、津液・唾液のことです。口を軽く閉じ、舌

150

を歯の外側（口腔前庭）まで伸ばし、上から始めてゆっくりと左回りに計12周動かし、その後に口内に溜まった唾液を飲み込みます。再び上から始めて、右回りにも同様に行ないます。次に、また口を軽く閉じ、舌を上下の歯の内側（口蓋内）に沿って動かします。左回りに12周動かしたら、唾液を飲み込み、その後右回りにも12周動かして唾液を飲み込みます。飲み込む際には、出来る限り唾液が下丹田〔関元〕まで到達するようなイメージで行ないます。日常的にこれを行なうことにより、胃腸を丈夫にすることができます。

⑤耳をうつ：手掌で両耳を塞ぎ、内圧が加わるように力を入れたら、ぱっと手を離し、これを10回繰り返します。次に、両方の手掌で耳を折るようにして塞いだ後、両方の示指を中指の上に力を入れて固定し、示指を滑らすようにして風池＊を10回弾きます。毎日睡眠前に行なうと、記憶力と聴覚を増強することができます。

⑥顔をこする：手を36回擦って温めた後、外側に円を描くように両手で顔をこすります。潤ってツヤのある顔色になります。

⑦頭を揺らす：両手を腰にあて、目を閉じ、頭をうなだれます。ゆっくりと頭を右側に揺らし、もとの位置まで戻ったら、それを1回として計6回を1セットとして行ないます。反対方向にも1セット行ないます。頭脳を活発にし、頸椎骨棘増殖を予防します。めまいを起こさないよう、ゆっくり行ないましょう。

⑧腰をふる：体と両手をリズム良く揺り動かします。体を左に捻る時には、右手を前に振って軽く下腹部をたたき、左手は後に振って軽く命門＊をたたきます。反対方向も同様に行ない、最低50回、1日100

知識編——本書で使用した専門用語

回を目安とします。胃腸を強化し、腎気を堅固にする作用があり、消化不良、胃痛、腰痛を予防する効果があります。

⑨腹をもむ：手を36回擦って温めた後、両手を重ねて、臍の周囲を時計の針の進行方向に揉みます。最初は小さく、徐々に大きくなるように36回行ないます。消化・吸収を助け、腹部の膨満感を除きます。

⑩穀道を保持する：息を吸いながら肛門の筋肉をキュッと収縮させ、数秒間息を止めて、がまんできなくなったら息を吐いて力を抜きます。いつ行なってもよいですが、毎日朝晩20 〜 30回行なうのが理想的です。

⑪膝を回す：両足を閉じ、膝をぴったりと付け、やや前かがみになって両手で膝を押さえ、左右に20ずつ回します。膝関節を強化できます。

⑫散歩する：胸を張って、リラックスして散歩しましょう。心に雑念をなくし、出来る限り途中の風景を楽しみながら歩きましょう。

⑬脚（足首から先）をこする：右手で左脚、左手で右脚をこすります。かかとから趾先まで擦ったら、そのルートを戻るようにこすり、計36回行ないます。次に両手の拇指で、足心にある湧泉＊を回すように100回擦ります。毎日行なうことで、不眠症、高血圧、頭痛に効果があります。

お灸道具について

　本書で使用している棒灸や道具は、次のお店で入手することができます。

- 島根県の100円均一ショップ
- 株式会社 たにぐち書店

　http://www.たにぐち書店.com/
　〒171-0014 東京都豊島区池袋2丁目69－10 髙原ビル1F
　TEL. 03-3980-5536

- Amazon

　DIGITAL　TRIP撮影照明用　ブームアーム 三脚スタンドセット
- 株式会社 カナケン

　http://www.e-kenkou.jp/

索　引

［あ］

足三里 ··········· 45, 52, 54, 111, 113, **134**

阿是穴 ···································82, 121

瘂門 ································· 60, 62

［い］

意 ·· 147

胃脘下兪 ································· 105

痛み ······································ 143

委中 ···························· 77, 86, **133**

胃兪 ····················· 44, 46, 108, **125**

胰兪 ······························· 105, **125**

委陽 ································77, **133**

飲 ·· 145

陰虚 ······································ 145

陰交 ·······························85, **129**

印堂 ······································· 39

陰陽 ······································ 144

陰陵泉 ···············73, 93, 101, 109, **135**

［え］

営気 ······································ 146

翳風 ·······························53, 55, 58

栄養されないから痛む ·············· 143

衛気 ······································ 146

［お］

瘀血 ······································ 145

［か］

外膝眼 ······························80, **132**

膈兪 ······························97, **125**

華佗 ······································ 127

上印堂 ····················· 39, 71, **130**

関元 ····· 90, 93, 94, 98, 101, 103, 112, **129**

関元兪 ····················· 43, 76, 85, **125**

寒邪 ······································ 144

肝兪 ······················· 61, 97, **123**, **125**

［き］

気会 ······································ **149**

気海 ······························· 110, **129**

気機 ······································ 146

奇穴 ······································ 121

気・血・津液（水） ··············· 143

頬車 ····················· 53, 55, 56, 58, **131**

夾脊穴·································· 126, **127**

曲池······················ 67, 73, 89, **133**

棘突起····························· 122

虚と実····························· 145

魚腰······························56, **131**

帰来····················· 87, 94, **129**

筋会······························· 149

[け]

経外穴····························· 121

経筋······························· 140

経穴······························· 121

迎香······························49, **130**

頸部夾脊穴··············· 74, 78, 82, 104

下関················· 53, 55, 56, 58, **131**

下脘······························46, **128**

血································· 143

厥陰兪······························ 88

血会······························· 149

血海······························80, **132**

血虚······························· 145

元気······························· 146

原気······························· 147

懸鐘······························57, **134**

肩井······························74, 104

[こ]

孔竅······························· 66

合穴······························· 148

膏肓······························78, **125**

黄帝内経··························· 117

後天の気··························· 146

五行穴····························· 148

腰陽関················· 85, 98, **123**, **127**

五臓······························· 144

骨会······························· 149

骨度法····························· 118

魂································· 147

崑崙······························· 77

[さ]

三陰交········· 52, 91, 92, 95, 99, 105, **135**

三横指····························· 119

三焦······························· 146

[し]

志································· 147

子宮······················· 90, 93, **129**

湿································· 145

湿邪······························· 144

四白······························56, **130**

下合穴····························· 148

腧穴························· 120, 121

155

十四経··························· 136	先天の気························ 146

[そ]

臓会·························· 149

疏泄·························· 146

率谷·························· 60

素問·························· 117

至陽······ 40, 41, 42, 61, 64, 68, 72, 74, 76
　　　　　　84, 104, 106, 113, **123, 127**

上巨虚·················· 47, 49, **134**

上星·····················50, **130**

衝脈·························· 137

少陽の領域·················· 139

次髎··············· 91, 92, 100, **125**

神···························· 147

津液·························· 143

真気·························· 147

人迎···················· 110, **131**

新穴·························· 121

神闕·····43, 50, 54, 55, 69, 71, 72, 105, **128**

蛇丹·························· 65

心兪·············· 68, 99, 106, **125**

腎兪······ 41, 70, 81, 95, 98, 100, 113, **125**

[た]

大横·····················48, **129**

太谿···························· **135**

大腸兪·········· 47, 49, 51, 86, 92, **125**

大椎················· 39, 40, 42, 62, 70,
　　　　　　　　74, 104, **123, 127**

太陽·················· 39, 53, **131**

太陽の領域·················· 138

痰···························· 145

痰飲·························· 145

痰湿·························· 145

痰濁·························· 145

膻中·························· 96

[す]

水···························· 143

髄会·························· 149

[せ]

精···························· 148

正気·························· 144

正経十二経·················· 136

絶骨·····················57, 149

[ち]

中脘·················· 44, 97, **128**

中極·················· 90, 101, **129**

中府·························· 41

索引

［つ］
通じないから痛む………………… 143

［て］
手三里………… 54, 59, 75, 79, 83, 89, **133**
天応………………………………… 82
天枢………………44, 46, 48, 85, 108, **129**
天池………………………………… 96
纏腰火丹………………………… 65

［と］
督脈……………………………… 137
得気………………………………… 13

［な］
内関……………………… 107, 109, 111
内膝眼………………………………80, **132**

［に］
任脈……………………………… 137

［は］
背部兪穴………………………… 124
肺兪……………… 39, 40, 42, 70, 72, **125**
所_{ばかり}……………………… 120
魄………………………………… 147
八会穴…………………………… 149

［ひ］
痺証……………………………… 82
百会………………………… 66, 68, 102
脾兪………………41, 44, 46, 99, 105, **125**

［ふ］
風邪……………………………… 144
風池………………… 38, 60, 62, 103
風府…………………… 62, 104, **127**
風門…………………………… 42, 43, **125**
腑会……………………………… 149
不眠症…………………………… 146

［ほ］
豊隆………………………… 109, **134**
募穴……………………………… 148

［み］
脈会……………………………… 149

［め］
命門…… 40, 42, 43, 85, 100, 103, **123**, **127**

［ゆ］
湧泉…………………………… 69, 111
腧穴……………………………… 120

157

［よ］

陽虚······························ 29

陽明の領域···················· 139

陽陵泉··············· 45, 57, 59, 61, 63, 65,
67, 75, 83, 86, **134**

四横指··························· 119

［り］

梁丘·····························80, **132**

［れ］

霊枢···························· 117

［ろ］

六腑···························· 144

[著者略歴]

田久和 義隆 (たくわ・よしたか)

島根県生まれ。東洋鍼灸専門学校卒業。1994 ～ 1999年、南京中医学院 (現南京中医薬大学) に留学 (中医内科普通進修生)。訳書に『KAMPO 十大類方 (共訳)』『張仲景 50 味薬証論』(いずれもメディカルユーコン)『すぐに役立つ鍼灸処方 162 選』『新しい棒灸療法 実践熱敏灸』(いずれも源草社)『鍼灸療法 修業編』『熱敏穴の棒灸療法』『全訳 中医小児科学』『全訳 中医婦人科学』『全訳 中医耳鼻喉科学』(いずれも、たにぐち書店)。

モデル：石川 文枝

写真でみる 熱敏灸療法
熱くなったら止める熱くないお灸

2017年1月21日　第1刷発行

著　者　田久和義隆
発行者　谷口　直良
発行所　㈱たにぐち書店
　　　　〒171-0014　東京都豊島区池袋2−69−10
　　　　TEL. 03−3980−5536　FAX. 03−3590−3630

落丁・乱丁本はお取替えいたします。

熱敏穴の棒灸療法

陳日新・康明非 著／田久和義隆 翻訳　●A5判／274頁／本体 3,000 円＋税

熱敏穴とは、新しく発見された腧穴の過敏化の一種で、過敏状態にある腧穴は小さな刺激で大きな反応を生じる。本書は、施灸対象として最適な熱敏穴に棒灸刺激を与えることで、通常の腧穴に鍼灸療法を行った場合より優れた治療効果が上がることを示し、具体的な施灸方法を図版を交えて詳述してある。

中医薬大学 全国共通教材　全訳 中医小児科学

江育仁 主編／田久和義隆 訳　●A5判／464頁／本体 5,000 円＋税

中国の大学中医学院教本の一つ。第1章で中医小児科学の発展史、生理・病理の特徴、四診、治療の概要等を論じ、第2章以降で、常見病証、流行性疾患、雑病、新生児疾患について詳述。さらに小児に対する鍼灸、推拿療法、常用中薬の表、方剤、病証名索引が付く。

中医薬大学 全国共通教材　全訳 中医婦人科学

羅元愷 主編／田久和義隆 訳　●A5判／552頁／本体 6,000 円＋税

本書では、総論として中医婦人科学の発展史、解剖生理、病因・病機、診断、治療原則、予防・保険の概要等を論じ、各論として月経病、帯下病、妊娠病、産後病、雑病を詳述。更に産婦人科急症簡易診断表、特殊検査、計画出産の解説、方剤・病証名索引を付す。

中医薬大学 全国共通教材　中医耳鼻喉科学

王徳鑑 主編／田久和義隆 訳　●A5判／416頁／本体 5,000 円＋税

本書では、耳科、鼻科、咽喉科、口腔・歯科に分け、それぞれに概論を付し、本論では各疾患の病因病理、弁証施治、診断要点、看護と予防、鍼灸療法などを解説している。附篇として耳鼻咽喉口腔歯科の検査法と常用される手術も紹介。附録として中医鼻喉科学の主要著作表、古典解剖用語がつく。

鍼灸療法 修業編

張仁 原著／田久和義隆 翻訳　●A5判／256頁／本体 2,500 円＋税

『実用急病鍼灸学』等で著名な原著者が 2008 年に発刊した大著『鍼灸的探索・経験・思考』を内容の構成に合わせて3分冊にした第1冊。本書は、原著者の鍼灸学に対する修行のプロセスを紹介。また日本語版序文として原著者による鍼灸技術の修練法についての一文が付加されている。

お申込み・お問合せ　たにぐち書店：TEL. 03-3980-5536　FAX. 03-3590-3630